認知症の
人の家族
との対話

認知症の精神療法 3

繁田雅弘

かりに悲しみが深くなっても、
よりその人らしく悲しむことになったのなら、
その治療は行う意味があったのだと思う。

目次

認知症の人の家族との対話　2　73

ときに、医療・福祉の専門職のような冷静なケアのできる家族に出会うことがある。それはまれなことで、30年以上にわたる私の臨床経験でも数えるほどしかない。その家族は、本人が食事で服を汚しても、同じ質問が何十回と繰り返されても、笑顔で介助していた。家族として見ることのめったにない専門職のようなケアであった。しかし一方で、私はある種の違和感をもった。

私が友人の認知症のお母様をまかされても、おそらく冷静に接することができるだろう。食事をこぼしても、同じ質問が何度繰り返されても、寛容な気持ちで対応することができるだろう。しかし自分の母が食事をこぼしたとき、あるいは同じ質問を何度も繰り返したとき、心穏やかではいられなかった。「しっかりして」と注意してしまった。それが母を傷つけることだとわかっていても、であった。そこまで考えたとき、私がもった違和感の意味がわかったような気がした。それは「変わってしまったように見える家族を前に、よく平然としていられますね」という疑問であった。家族は本人以上に認知症になったことを許せないことを、自ら経験しているからである。

この四半世紀の間に医療や福祉の専門職の視線が家族から本人に移った。それまでは認知症の人の家族を被害者（Zarit 1985）[1]とみなし、「救わねばならない」と考えていたが、昨今の活発な当事者活動の後押しもあり、専門職の視線が本人に向くようになった。本人の声を聴くようになり意思決定にさえ支援が及ぶようになった（厚生労働省２０１８）[2]。

しかし最近の私の視線はあらためて家族に向き直っている。本人にばかり向きすぎた視線を少し家族に戻したいというバランス感覚もあるが、それだけではない。認知症の人の家族の意識が変わりつつあるからである。以前の家族は「何もわからなくなった」認知症患者への対処法を求めたが、最近は「家族として一緒に暮らしたい」と考えて相談する人が増えた。認知症になった不幸に対する不満と嘆きを訴える家族は減り、認知症の家族を受け入れられない自分への複雑な想いを訴える家族が増えた。そうした家族を見守る私の視線も明らかに以前と変わってきた。

これからしばらくは認知症の家族との暮らしの中で浮かんでは消える家族の葛藤を聴きたいと思う。そして葛藤の中にある安堵を聴き出したいと思う。

（1）Zarit SH, Orr NK, Zarit JM. The Hidden Victims of Alzheimer's Disease: Families Under Stress. NYU Press, 1985.（2）厚生労働省。認知症の人の日常生活・社会生活における意思決定支援ガイドライン。平成30年6月

ここに示した対話は、複数の事例に共通した題材を選んで、再構成したものです。

認知症の人の家族との対話 1

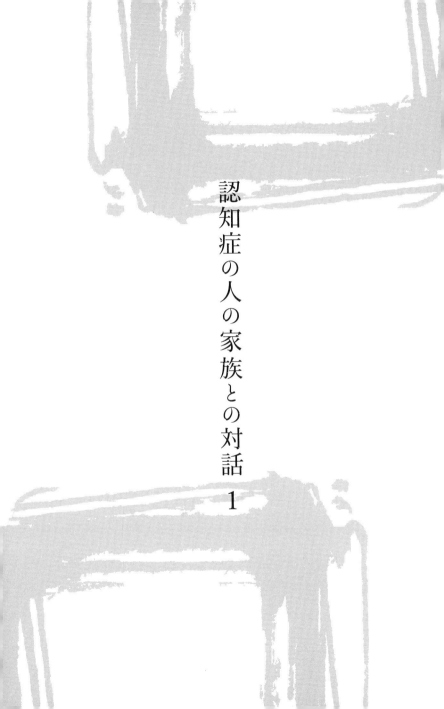

徘徊

「徘徊」については「目的なく歩き回る」といった理解から、「歩くにはそこに何らかの理由がある」といった理解に変わってきた。本人理解が進んだ結果であり好ましいことと思う。なくしたものを捜している場合や、家に帰ろうとしている（居心地の悪い場所から逃げ出そうとしている）場合、仕事に行こうとしている場合、孫のおやつを買いに行こうとしている場合など様々であろう。本人の生活のスタイルやそのときの関心事、そしてしぐさや表情をヒントに、専門職は原因の理解を試みなければならない（それは多くの場合容易ではないが）。

高度の認知機能低下を伴うある若年性アルツハイマー型認知症の男性が、外出して帰宅できなくなることが続いた。その人の妻との対話を示す。

治療者　最近、ご主人の帰りが遅くなったりすることが増えているようですが、あまり迷子とか徘徊とか言いたくないんです。ご家族にもそう考えないでほしいと思うのです。

妻　迷子になっているのは娘なんです。
治療者　はい？　大学生の？
妻　今はね。
治療者　はい？
妻　娘を一生懸命捜しているのだと思います。私と娘が頭の中でごっちゃになって、私を捜していることもあるようですけど。
治療者　へえ？
妻　だって私が迎えに行くと、大丈夫か、怪我はないか、お腹減っただろうって、私の体をさすって何度も言いますから。
治療者　そうなんですね。
妻　昔、娘が小さかった頃、遊園地で迷子になって血眼になって捜したことがありました。それを最近よく思い出して事あるごとに「娘に申し訳なかった」って繰り返します。「俺が手を放したのがいけなかったんだ」って。
治療者　そうなんですね。「誰も迷子になってなんかいない」って途中で気が付きますか？
妻　どうでしょう、気が付かないときのほうが多いです。

治療者　この際、あなたを娘と勘違いしてもいいので、「みつけられてよかったね」って、安心してほしいです。

妻　そうですね。

記憶は薄れても、罪悪感は強く残って薄れないものなのだろう。

信じてみたら

アルツハイマー型認知症の場合は、しぐさや話し方も含めて本人が周囲に与える印象が発症前と変わらない。これも家族が病気を受容できない理由のひとつかもしれない。本人が傷つき憔悴していることが外見から感じられれば、家族も無理にリハビリテーションやトレーニングをさせようとしないかもしれない。

79歳の元会社員の男性はアルツハイマー型認知症と診断され、娘が同伴して通院していた。娘との対話を示す。

治療者　昔のしっかりしたお父さんに少しでも戻ってほしいと思いますか?
娘　治らない病気だとわかってます。
治療者　でも期待してしまう?
娘　不安ですね。進むんじゃないかと。
治療者　だからあれしたほうがいい、これしたほうがいいって、ついつい。

娘　……。

治療者　指示をしてしまう。

娘　本で読んだり先生に教えてもらったりしたことを勧めているつもりです。

治療者　僕が何か勧めましたっけ？

娘　いいえ、でもダメとは言いませんでした。

治療者　お父さんに任せるのは難しいかな？

娘　だって何もしようとしませんから。ボーッとしてるだけで。

治療者　頭が疲れやすいのだと思います。怠けているわけではないと思います。

娘　わかってます。

治療者　お父さんなりに葛藤があると思います。

娘　そうですか？　そう見えませんけど。

治療者　病気と向き合おうとしているんじゃないかな。

娘　……。

治療者　本人は言葉にできないでしょうけど、私はそう思います。

娘　……。

治療者　黙って見ているだけでは、家族として歯がゆいですか？
娘　いろいろやらせたのは父が自分で（やることを）決められないと思ったからです。
治療者　「私が言ってあげないとダメ」っていう気持ち？
娘　そうでもないですけど。
治療者　焦りもありましたか？　進行してしまうっていう。
娘　そうですね。
治療者　もしお父さんが「できるときは自分からやるから」って言ったら？
娘　それは待っていてもいいですけど、大丈夫ですか？
治療者　人から言われて行動を起こせるくらいなら、自分から行動するのではないかと思うのです。だって家族には迷惑かけたくないって、すごく言う人なのでしょ。
娘　言葉だけだと。
治療者　そう思います？
娘　だったら自分から行動したらいいのに。
治療者　できるならね。でも、例えばもしお父さんが自分から行動できずに自分を責めているとしたら？　そこを責める必要はないのではないかと。お父さんを追い込むだけになってしまう。

娘　待ってあげたほうがいい？

治療者　信じてあげたほうがいい。

娘　何を？

治療者　やろうと思っていることを。でもできないという状況にあることも。

娘　……。

治療者　お父さんなりに全力でやっていると信じて、できることはやっていると。

娘　家族みんなが信じて頼りにしてきた人だからですか？

治療者　そう、そう、その通り。

娘　私は信じていないことになるんですか？

治療者　自分なりに病気と向き合おうとしていると、もっと信じてもいいのではないかと。

娘　そうでしょうか。手遅れになってはいけないって思ってしまう。

治療者　立派なあなたを育てたのはお父さんですから。

娘　……。

治療者　お父さんに育ててもらった感じはしない？

娘　尊敬してます。

治療者　信じてみたら。

娘　はい。

治療者　では、本日の結論としては（笑）、お父さんは今は格闘中ということで。

娘　ゴロゴロしていて全然そう見えないのですけど。

治療者　心の中は違うと思って。あなたが尊敬している人ですから。

どのように考えているか本人に尋ねてみたが、答えは返ってこなかった。自分の気持ちを隠しているのか、自分の気持ちを量りかねているのかわからなかった。元来勤勉で働き者だったことを考えれば、意欲低下や自発性低下は、心理的要因や環境因ではなく認知症疾患が直接もたらした可能性が高いと考えられた。

この人の場合はそう理解するほうが本人と家族のためだと思った。避けられない症状なら責められた本人は苦痛に感じるだけだからである。追い込んだりしないほうが、本人は多少なりとも冷静に自分の状況に向き合える可能性があると考える。

人が変わったようでした

診断を受けたばかりの頃に、病気がさして進行していなくても次々と新たな症状に気付き、不安と戸惑いを深めるのは本人も家族も同様ではないだろうか。本人は普通にできていたことに失敗し傷つくが、家族も失敗する姿を目の当たりにして戸惑うと聞く。

57歳の男性弁護士は、大手の弁護士事務所で腕を磨いたのちに開業し成功していた。周囲からにこやかで情に厚い人と言われていた。2年ほど前に認知症を疑った同僚から妻に電話があって受診につながった。

アルツハイマー病による軽度認知障害（MCI）が疑われた。妻との対話を示す。

妻　すごくどうしちゃったんだろうっていう……、去年や一昨年はちょっとしたことに人が変わったように反応していたんです。

治療者　急に様子が変わった感じでしたか？

妻　そう見えました。

治療者　何かきっかけはなかったんですか？
妻　ありました。でもホントに些細なきっかけで、そのきっかけで起こったとは思えませんでした。
治療者　人が変わったように感じた？
妻　別人でした。認知症は性格が変わるんだと思いました。
治療者　今振り返ってみても、やはりもともとの性格からは考えられない。
妻　そうですね。でも、今なら少しわかるかもしれない。
治療者　奥様の心の状態もそのときと今とで違うでしょうか？
妻　どうですかね。私も普通でなくなっていたかもしれない。
治療者　気持ちの変わり方はホントに極端ですが、そのきっかけはというと、ちょっとわからないわけではない、そんな感じ？
妻　そんなにひどく怒るというのは全然理解できなかったのですが。
治療者　興奮しているように見えた？
妻　そうですね。
治療者　今は違って見える？

妻　昔ほど慌てない。

治療者　気持ちの変化が予想できるからでしょうか？

妻　予想は今でもできませんけど。

治療者　でも想定の範囲内という？

妻　どうですかね。そんな感じですかね。

治療者　それが変わってきた。今はあまりそんな感じはしない？

妻　今年に入ってから、「らしさ」が戻ってきたと思いました。

治療者　前に戻った？

妻　怒らなくなったわけではないですけど戻った感じです。去年私が感じていた、すごく変わっちゃったっていうのはなくなりました。病気だってことがわかってからですか。わかってから割と元に戻りました。

治療者　違う人だなんて今は思わない？

妻　もちろん。

治療者　例えばご主人が何かに失敗したときに、「こういうことは起こるものなんだ」ってことがご本人も家族もわかってきた？

妻　私も受け入れたのだろうと思います。

治療者　奥様が驚いたり不安になったりしないと、ご主人もそんな奥様に安心するのでしょうか？

妻　私も夫から見て違ったのでしょうか？

治療者　今なら恥ずかしい思いをしているご主人の気持ちがわかるかもしれない？

妻　わからない部分が多いですけど。

治療者　全部を受け入れるのは難しい。

妻　はい。

治療者　でも、部分的に受け入れただけでご主人に及ぼす影響は変わってきたのでしょう。

妻　失敗は前より増えてますし、トンチンカンになってます。

治療者　それでも奥様が前より上手に付き合えるようになった。

妻　やっぱり病気だっていうのは自分もわかったのかなって。けれど、ただそれが、今、すごく、なんか受け入れられないところもある、その病気っていうことに。

治療者　……。

妻　そうですね、夫は病気で忘れるけど、夫は夫で変わっていないって最近は思えるようになったかもしれないですけど。

認知症だとわかっていても、診断直後は本人が不安になって混乱すると、家族も同様に不安になり混乱するものらしい。その家族の不安や混乱が、さらに本人の不安と混乱を助長する。相互作用によって悪循環が助長されるわけである。治療者や専門職は本人の情けなさと家族の悔しさの、そのどちらにも共感することが求められる。

手

夫

子供ができてから初めてでした、数十年ぶり。
妻と手をつないだのは。私から手をつなぎました。
電車を降りてすぐに。
病院でアルツハイマーの告知を受けて帰る日です。
ガサガサの妻の手が握り返してきたとき、
涙をがまんできませんでした。

駅で見た親子

認知症を受け入れるということは、以前の姿に戻れないことを認め、今の姿でよいと諦めることでもある。容易なことではない。多くの家族はつらくあたって後悔することを繰り返している。医療・福祉専門職ができることは、受け入れられない家族の気持ちに共感することだけかもしれない。

しかし何らかのきっかけで受け入れが進む人もいる。

77歳のアルツハイマー型認知症の母と同居する娘との対話を示す。母は教育機関の職を引退して十数年が経っていた。人を育てることは難しいが、やりがいがある仕事だと教えてもらったという。診断は中等度のアルツハイマー型認知症（FAST[3]：5）であった。娘は55歳でキャリアウーマンで公的機関の管理職であった。彼女も人を育てることの難しさについて経験していた。そろって人を育てることに従事した親子であった。

治療者　もの忘れは仕方ないとわかっていても、どうしても怒ってしまうとおっしゃっていましたね。

娘　衰えている母に怒って、あとは自分は気分が悪いだけ。怒ってもしようがないのにね、先生。

治療者　みなさん、そうです。わかっている。

娘　仕方ないのに、仕方ないのにね。

治療者　何を許せないのでしょう？

娘　……。

治療者　わかっていてもできないのが親の介護だそうです。義理のお母様やお父様とも別だと誰かが言ってました。

娘　……。

治療者　なぜですかね？

娘　なぜでしょう。

治療者　しっかりしてほしいという気持ちでしょうか？

娘　なぜでしょう？

治療者　私の親ならきっとできるはずっていう気持ちでしょうか？

娘　どこかでそう思っている。怒ったあとは嫌な気持ち。
治療者　後悔する？
娘　自分が嫌になる。怒ってもしようがないことを怒るから。
治療者　つらいですね。
娘　なんで言っちゃうのでしょうか。最近、駅で私と同じことを言っている親子を見ました。娘さんも私と同じくらいの年齢。お母さんらしき人も、うちと同じくらい。
治療者　娘さんがお母さんを叱っていたのですか？
娘　そう、すごく強い言葉で。あれもできない、これもできないって言っていた。つらくて見ていられなかった。
治療者　あなたより強い言い方で？
娘　私も同じ。
治療者　嫌だと思いました？
娘　お母さんが可哀そうだと思いました。叱られて可哀そう、とても悲しかった。
治療者　あなたは部長職をお務めですね。あなたも部下を叱ることがあるでしょう？
娘　注意します。でもほかの職員の前では叱らない。若い頃はみんなの前で部下を注意したこともあったけど、みんな言い訳するだけで謝れなかった。

治療者　叱られるのはつらいですもの。

娘　一人を私の部屋に連れてきたら、みんな、すぐに謝れるのに。

治療者　叱られたあとのあなたのお母さんは？

娘　……。

治療者　……。

娘　もしかしたら、私、変われるかもしれません。時間はかかるかもしれませんが。

治療者　もう、変わり始めてると思います。

「そんなお母さんであってほしくない」という娘としての想いを脱し、母の無力感、すなわち「もっとしっかりしたいけど、でも、どうしようもない」あるいは「情けない」「みじめだ」といった想いに多少なりとも共感できたのではないだろうか。

（3）ＦＡＳＴ（Functional Assessment Staging）は、アルツハイマー病（アルツハイマー型認知症）について生活機能の面から進行段階を評価する尺度である。機能低下を認めない正常範囲といえるＦＡＳＴ1から高度のアルツハイマー型認知症であるＦＡＳＴ7まで7段階に分かれる。

許せるようになりました

5年前に64歳の男性は若年性アルツハイマー型認知症と診断された。15歳年下の妻が本人に代わって受診することが多かった。妻は自分のことを「着道楽」と称し、毎回の診察に和服でやってきた。書籍や雑誌だけでなくインターネットなどからも積極的に認知症の情報を収集していた。夫が認知症と診断されたことを機に、いかに老いるかについても自分で考えるようになったという。妻との対話を示す。

妻　認知症になった場合とならない場合を比べたら、それはならないほうがいいですよね？

治療者　なったほうがいい病気なんてないですものね。

妻　認知症よりがんのほうがましだなんて言う人もいますけど。

治療者　病気は自分で選べませんから。

妻　認知症を受け入れるのはやはりたいへんなこと。家族もそうだけど本人はとくにたいへんだと思います。

治療者　ご主人のことをおわかりになっているんですね。なかなかできないことです。ですが本人とその話はなかなかできないのではないですか？

妻　そうです。夫の気持ちを考えると難しい。

治療者　ご主人は考えないようにしているのでしょうか？

妻　どうでしょう、こっちが気を遣っているだけかもしれませんが。

治療者　あなたにはいつも感心している。本人の気持ちを汲みつつも気丈に振る舞っていらっしゃる。できないことです。

妻　そうでもないです。ただ本人がまいっているから私は明るくしないといけない。

治療者　これからもそうしていこうと。

妻　はい。やむを得ないと思ってます。そう考えようと。

治療者　さしあたり今の時点の心配事と言えば？

妻　やはり、これからのことでしょうか。

治療者　本には進行すると書いてありますが、どの程度のスピードかなんて書いてないですしね。

妻　2年とか3年で何もわからなくなると書いてある本もあります。

治療者　罪な本ですね。ずっと昔に書かれたものでしょう。

妻　「そんなに心配しなくてもいい」って病院で言われても、しょせん他人事なのかなって思っちゃいます。ごめんなさい。

治療者　そうですよね。当事者でなければホントのつらさはわからないものでしょう。

妻　家族だってわからないことがあります。本人にしかわからないことがあると思います。

治療者　他人がわかるのに家族だからこそわからないことだってあるかもしれない。

妻　確かに。でも自信はつきました。何回か先生とお話をして。つまり、なるようにしかならないと（笑）。

治療者　それもある種の自信みたいなものだと思います（笑）。

妻　そう。以前は、よく先生に「どうなるんですか？」って聞きました。

治療者　私は答えられなかった。

妻　専門の先生なのにって思いました。

治療者　ご主人の場合は何年かお付き合いしたので少し見当がつくようになりました。徐々にもの忘れが増えて検査の成績も悪くなりましたけど、生活はそれほど変わっていないでしょ。

妻　……。

治療者　検査でも変動しやすいもの（MMSE[4]、HDS-R[5]）とそうでないもの（ADAS-co

g[6]）があります。そういうものに一喜一憂せずに、ご本人の生活する姿が急に変わったりしないことが大切だと思います。

妻　進んでいないということですか？

治療者　生活動作の面からね。あまり悪くなっていない。認知症の進行は止められないですけど。

妻　だから検査の成績は悪くなるのですね。

治療者　そうなんです。

妻　進行しているのに、していないのですね。

治療者　脳にはたくさんの種類の能力があって、症状で下がる能力と下がらない能力がある。記憶とかはどうしても悪くなるけど、悪くならない能力もたくさんあります。練習で上手になるものがあれば、症状が進んでも、そういう能力が補い合って日課などが続けられるのです。工夫も必要ですけど。

妻　いずれは悪くなる？

治療者　何年も先のことは予想できないけれど、進行が緩やかなら、しばらくは今の生活が続けられそうです。そのまま人生を全うできる可能性もあります。

妻　わかりました。

治療者　『しばらく』っていうのは何年くらいですか」って質問しないのですか？

妻　わかるんですか（笑）。

治療者　いや、わかりません（笑）。

妻　「できるだけ今の生活を長く続けられるように」って先生はただ繰り返すと思って（笑）。

治療者　わかっていらっしゃる。まずはこの1年。1年過ぎたら次の1年と。

妻　そうですね。

治療者　そんなふうに思えるようになってきたんですね。

妻　そのためには（気持ちが）安定していないとね。余裕をもたないとね。

治療者　えらいですね。

妻　このままでいいですね。

治療者　そのままでいいです。

妻　これ以上のことはしなくていいですね。

治療者　今していることだけでご家族も本人もたいへんな頑張りです。とくに本人は必死でしょう。怠けているように見えるときがあっても、十分やっておられると思います。

妻　前よりは許せるようになったかもしれません。

認知症であることを許せない家族は、どうしても本人の失敗に敏感になって訓練的に対応してしまう（竹中[7]、扇澤[8]）。認知症の本人にとっては認知症であることを許してもらえるだけでも精神的な安定を得られるかもしれない。家族も許すことができたときにこそ精神的に安定するのではないだろうか。

（4）ＭＭＳＥはMini-Mental State Examination の略である。認知障害のスクリーニング検査で、記憶や見当識を含む認知機能の問題が11問含まれている。30点満点で21点以下ないしは23点以下の場合に認知症が疑われる（判断基準も用途によって異なる）。

（5）ＨＤＳ－Ｒ（改訂長谷川式簡易知能評価スケール）は、前記のＭＭＳＥに先駆けて日本で開発された簡易型の認知症疾患のスクリーニングツールである。オリジナル（ＨＤＳ）は長谷川和夫氏によって１９７４年に開発・発表され、現在用いられている改訂版は、加藤伸司氏を中心としたメンバーによるものである。９項目からなり30点満点で20点以下だと認知症の可能性が高いとされる。

（6）ＡＤＡＳ－ｃｏｇはAlzheimer's Disease Assessment Scale-cognitive subscale の日本語版である。認知機能を多面的に見る検査で、臨床治験で最も広く用いられている。結果は0点～70点に点数化される。

治療やリハビリテーションの効果を判定するための検査で診断のための検査ではないが、点数が低いほど成績良好で一桁ならほぼ正常範囲とされる。
（7）竹中星郎．老年精神科の臨床―老いの心への理解とかかわり．岩崎学術出版社．1996
（8）扇澤史子．家族心理教育の視点からの説明．繁田雅弘編．実践認知症診療〈第1巻〉認知症の人と家族・介護者を支える説明．医薬ジャーナル社．2013．p.113-118

頭部MRI検査

検査結果や治療の説明の際に、こちらの話を聞きながら懸命にメモを取る家族がいる。その息子は、診察が始まるやいなやノートを開き、診察が終わるまでずっとペンを動かし続けていた。病気について理解することは悪いことではない。診断や治療の詳細を知っておくことも必要なことかもしれない。しかしそうしたことを理解することと、本人の失敗を許容することはまったく別のことのようである。

通常なら初診で予約することが多い頭部MRI検査を私は予約しなかった。私は家族に対して意地になっていたところがあった。軽度アルツハイマー型認知症の男性の息子との対話を示す。

息子　どうしてMRIを撮らないのか不思議でした。

治療者　申し訳ありませんでした。撮ってほしいのはわかっていました。

息子　撮ってくれないなら大学病院に来た意味がないと思いました。

治療者　別の病院に行こうと思いました？

息子　はい。

治療者　行ったほうがよかったかもしれない（笑）。

息子　いえ。

治療者　なぜすぐに予約しないかを説明しないといけませんでした。MRIを不要とは思っていません。今日にでも予約しましょう。

息子　もっと考えなければならないことがあったということでしょうか？

治療者　前回の診察で、ご家族みなさんから診断や薬についての質問が延々と続きました。それに答えれば答えるほどお父様（本人）がぽつんと一人取り残され、おいていかれているようで私は嫌だったんです。

息子　まず病名をはっきりさせないといけないと思いました。

治療者　ご家族が考えるほど診断は確かなものではありません。診断が正しい確率は7割から8割くらいでしょうか。ある程度の期間経過を観させてもらった時点でも。初診での診断が正しい確率は半分かそれ以下だと思います。経過とともに（診断が）変わることもあります。

息子　そうなんですか？

治療者　関心を向けるべきことについて説明していませんでした。でもご家族のみなさんがわかろうとしてくださったのならよいと思います。

息子　でもその前に病院を変えたかもしれない。

治療者　そのほうが検査をすぐにやってもらえて薬がもらえたでしょう。それはご家族が望んだことでしょう（笑）。

息子　やはり診断はつけていただかないと。

治療者　確かにそうかもしれません。でも、お父様は「認知症まではいってませんね」とか「老化と考えていいんですね」と繰り返していました。つまりお父様はまだ認知症か否かというところに留まっていらっしゃるのです。ご家族は早く診断してもらって薬を飲ませたいでしょうが、お父様にとって治療は先のことだと思いました。

息子　父は気付いていても認めないと思います。

治療者　どうして認めないのでしょうか？

息子　……。

治療者　そうだとしたら、本人の認めたくない気持ちをまずはご家族に理解してほしいと思います。もっと大切なことは、お父様が毎日経験しているもの忘れや失敗をどのようにサポートするかです。「家族は認知症にしたい訳でなく、安心して暮らしてほしいと思っている」とお父様に伝えなければいけません。それが伝われば気持ちの余裕が出て、逆に認知症の理解が進むでしょう。追い込んでもうまくいきません。

息子　……。

治療者　今のお父様は診断を受けることは烙印を押されることだと思っていらっしゃるんじゃないでしょうか？

息子　そうだと思います。

治療者　そんなお父様に診断を突きつけることがいいとは思えない。

息子　父には病名は言わないほうがいいと思います。

治療者　それなら余計にお父様の気持ちを考えないといけない。何のために病院に通うのか、そして何の薬を飲むのかという。

息子　……。

治療者　また、それとは別にお父様は、認知症とみなされたら今の家族との暮らしを失うかもしれないという不安があるかもしれない。想像もできない別の生活を強いられるかもしれないと考えているかもしれない。そんなお父様の気持ちをどう支えるかを考えなければなりません。

息子　父の力になりたいと思います。

治療者　お父様がご家族にしてほしいことはなんでしょう？

息子　認知症の種類によって治療だって違うんですよね？

治療者　診断をつけてそれに合った薬を飲ませることですか？

息子　まずは診断でしょ。

治療者　そうかもしれません。ただご家族が、お父様を認知症の人として助けるのか、家族の一人として助けるのかは違うでしょう。ご家族だからこそできることがあると思うのです。

息子　……。

治療者　このままではお父様は置き去りにされたと孤独を感じるばかりです。

息子　診断がつけば考えます。

治療者　以前こんな家族がおられました。ご主人のもの忘れに気付いた奥様が、長男さんや次男さん、それから長女さんに連絡し、みんなが集まってお父様を病院に連れてきた。家族はあらゆる検査を希望し、心理の検査は何時間もやりました。ＭＲＩだけでなく脳の血流を調べる検査もやりました。心臓の検査もやりました。それで診断が出て薬を処方したら、長女さんがお薬カレンダーを買ってお母様に渡した。でもそれから1年になりますが、それ以来お子さんたちがご両親を訪ねたことはないんです。私のところにお母様とお父様が定期的に来て処方箋を持っていきますが、お父様が病院に連れてこられたのは何のためだったんだろうって私は思います。

息子　家族としては納得して治療が始められたと思います。

治療者　そう、家族としてはね。で、お父様に、あなたたちお子さんたちのことを聞くと、「子供たちはみんな仕事上の責任もあるし家庭ももっている。なかなか会いに来られないのは仕方ない」って言っていました。お父様なりにお子さんたちのことを想っていらっしゃる。

息子　……。

治療者　病院受診のとき、久しぶりにお子さんたちに会えたことは、お父様はとても嬉しかったんじゃないかと思います。ホントは自分の病気なんかじゃなくて、もっといい理由で集まってほしかったのでしょうけど。

息子　……。

治療者　あなたのお父様には、これからは奥様やお子さんたちの意見をしっかり聞いて、それを寛容に受け入れることが大切だと話すつもりです。老いては子に従えと。私がお父様にできることはそれくらいです。

息子　……。

治療者　一方で、ご家族がお父様のために何かしたいと思うなら、次の検査のことより、お父様がご家族とどんな時間を過ごしたいかと考えることが大切だと思います。すみません、一方的に言い過ぎたかもしれませんが。

本人にこれからの生活に希望をもってもらい、明日を生きようという気持ちになってほしかった。そのために、例えば子供たちに本人を囲んで昔のように家族団欒の時間をもってもらったり、食事に出かけたりしてほしかった。それが家族のできる最も効果的な「治療」であろう。しかしこの子供たちの様子ではそれを期待することはできなかった。

その一方で、本人には社会的に成功している子供たちを今まで通り自慢に思ってほしいと思った。立派な社会人に育て上げたのは妻と自分だと誇らしく思ってほしかった。なぜなら、そう考えることが自分の生きてきた人生を肯定することになるからである。

兄妹

78歳の自治体職員だった女性は、中等度の認知機能低下を伴うアルツハイマー型認知症と診断された。ＭＭＳＥは18点で、進行段階はＦＡＳＴ５（中等度）に近いＦＡＳＴ４（軽度）であった。手入れの行き届いた輝くような白髪で笑顔が似合う人であった。気分や体調を尋ねると「変わりございません」と微笑みながら答えた。この年齢であれば自分くらいのもの忘れがあっても問題ないのではないか、今のままで十分にやっていけるという自信の表情であった。

そうした発言があると息子はすぐに反応した。最近の失敗を列挙した。症状が進行し、最近さらに悪くなっていると訴えた。強引に散歩や家事手伝いを毎日させていた。健康管理と称して昼寝や間食を禁止していた。

私は息子にもう少し距離をとってもいいのではないかと助言した。３つ言いたいことがあればそのうちのひとつにしておくくらいがよいのではないかと助言した。しかし息子は進行への不安からか本人の行動観察と日課の管理にこだわり続けた。

ある日の診察では息子に代わって娘が通院に付き添ってきた。娘との対話を示す。

治療者　お兄さんは、介護に全力投球ですね。
娘　はい。
治療者　懸命です。
娘　はい。
治療者　自分の全人生をかけて？（笑）。
娘　そんな感じです。
治療者　お母様のことを心配しているのですね。
娘　はい。
治療者　心配のしすぎだと思うことはありませんか？
娘　はい。ママが可哀そう。
治療者　お兄さんがやりすぎるところがあって？
娘　はい。
治療者　なんでやってしまうのでしょう？
娘　失敗が目につくのだと思います。私は子育ての経験からも本人だって放っておいてほしいときがあることがわかるけど、兄は結婚もしてませんし。

治療者　お兄さんは、何よりもまず認知症のことが気になってしまう。

娘　母は昔の人ですから娘の私よりずっと男の兄を大切にしてきました。

治療者　不公平に感じました？

娘　いえ、世の中はそういうものだと思ってました。マザコンっていうのは介護に影響するのですか？

治療者　どうでしょう。あなたはお母様が可哀そうだと言ったけど、認知症の症状ばかりに目がいってしまうと、本人のつらい気持ちがわからなくなるかもしれません。

娘　兄も余裕がないと思います。

治療者　親子で住んでいるのに親子の関係でなくなっている。

娘　母は普通の親子みたいに暮らしたいでしょうね。

治療者　そう思います。

娘　母はさみしそうです。兄は、母の顔を見れば薬や症状のことばかり。

治療者　お母様は、家にいるのに家にいる気持ちになれない。

娘　わかる気がします。

治療者　そのうち、お母様が「ここは私の家じゃない」なんて言い出さないといいけれど（笑）。

娘　それわかります。

治療者　妹のあなたから、お兄さんにお母様は今のままで大丈夫だって言ってあげてほしいのです。

娘　大丈夫なんですか？

治療者　うーん。大丈夫というか。急に進行したりしないという意味です。

娘　そうですね。

治療者　いや、でもやっぱり大丈夫だって今は断言してあげてください。少なくとも病気の話は病院に来たときだけにするとか。

娘　先生にちゃんと報告するのに話をまとめておかないといけないって言って、受診の前日はパソコンで一生懸命メモを作ってます。

治療者　それはありがたいけど、家ではお母様もお兄さんもできるだけ病気から解放されてほしい。私としては次から次へとお母様の失敗を聞かされてもね。診断はすでについているわけですし。お母様にとって診察室が叱られる場所になってしまってはいけません。

娘　わかります。

治療者　患者さんは元気になるために病院に来ているはず。

娘　やっぱりね。

治療者　お兄さんの心配はお母様に直接伝わりますし。

娘　兄に余裕があると母に笑顔が出ます。

治療者　本人を注意した分だけよくなるわけではないです。むしろ逆。

娘　兄も最近は感じていると思います。私も言ってますから。

治療者　でも、「お前は一緒に住んでないから」とか、「介護しているわけじゃないだろう」とか、あなたに言ったりするかな？

娘　言います。先生に見られているみたい（笑）。

治療者　いつも一緒にいないほうがわかることもあるって担当医が言ってたって伝えてくださいますか（笑）。

幸いにして、介護に娘が関与するようになってから、息子が徐々に変わり始めた。息子にも介護の疲れが溜まっていたようである。今後はホームヘルパーなどの介護サービスの利用を許容するだけでも、自分のケアを客観的に見ることができるかもしれない。

一人で抱えた

59歳のキャリア官僚の男性は、背が高くがっしりとした体格であった。私の外来を受診する7年前にすでに別の医師を一人で受診していたことが後日わかった。全般的な認知機能の低下（中等度）に比べて会話能力の低下が顕著であった。診断は若年性アルツハイマー型認知症であった。

妻の希望もありアミロイドPET検査(9)を行った。妻との対話を示す。

治療者　（PET検査の）結果はご自宅にも郵送しました。ここにもコピーがあります。

妻　拝見しました。

治療者　予想してましたが、（アルツハイマー病として）典型的でした。陽性です。

妻　はい。

治療者　もう1枚の紙もご覧になりました？

妻　驚きました。

治療者　私もです。７年前にこの検査を受けていたんですね。そのときも典型的な陽性でした。もう１枚の紙がそれです。

妻　でも主人は何も言っていませんでした。

治療者　７年前の紹介元の先生は職場の近くの先生ですね。

妻　そこから紹介されたということですね。

治療者　検査が偶然に同じ施設だったので、前に受けていたことがわかったんです。

妻　前の先生から紹介されたんですね。

治療者　おそらく。

妻　職場でミスが続くと言っていた頃です。一人で病院に行ったんですね。

治療者　そうですね。

妻　そのあと本人は何も言わなかったので私も聞かなかったんです。まさかと思ってましたから。そのあと何年かして、やっぱりおかしいということで、こちらに。

治療者　１回目の検査結果は一人で受け止めたんですね。

妻　自分一人で抱えたんです。

治療者　医療はそのとき何ができたのだろうって思いました。

妻　私に話さず自分の中にしまったんです。

治療者　医療は本人をがっかりさせただけかもしれない。

妻　その後病院などに通っている様子はなかったと思います。

治療者　検査しただけの医療だったかもしれません。

妻　私がちゃんと聞いてあげられなかったんです。

治療者　医療が無力に思えました。

妻　私は何もできなかったと思いますが、せめて一緒に受け止めたかったです。

治療者　私が担当だったとしても何もできなかっただろうと思います。

妻　せめてそばにいてあげたかったと思います。

治療者　深刻な状況ほど（本人は）家族に言えないのかもしれません。

妻　なんでも自分で抱え込む人でしたから。

治療者　奥様を心配させたくなかったんですね。

妻　……。

治療者　奥様を大切に思っていた証しですね。

妻　……。

治療者　奥様におっしゃらなかったことが。
妻　可哀そうで。
治療者　あなたに言おうか言うまいか悩んだのではないでしょうか。
妻　心配させないようにって？
治療者　一方で（奥様に）わかってほしいという気持ちもあったのではないかと思います。
妻　そう思いたいです。
治療者　でも言えなかった。つらいのは自分だけでいいと。
妻　いずれわかることなのに。
治療者　それはご主人らしいと思われますか？
妻　はい。悔いは残りますけど、私を気遣ってくれた夫の気持ちを忘れたくないです。できる限りのことをしてあげたいと思います。
治療者　まだまだ一緒にできることはありますから。
妻　私が感謝していることを伝えられたらと思います。
治療者　それを言葉にすることはありますか？
妻　けっこう口にしています。食事のときとか。

治療者　それはきっと伝わっていると思います。

妻　そうでしょうか。

治療者　言葉の意味ということではなく。あなたの声を通して伝わるものがあるはずです。

妻　そういう？

治療者　昔は、ご夫婦でよくおしゃべりされましたか？

妻　若い頃はね。でも娘たちが結婚してからはあまりしなくなりました。もっと話したかったです。

治療者　話さなくても考えていることはお互いに見当がついていたのではないかと。

妻　そうですね。

治療者　そう。具体的な言葉の意味ではありませんが、言葉を言ったときの気持ちは伝わっていると思います。

妻　そういえば、今でも伝わっているように思えることがあります。

治療者　そう。あなたの表情や態度からご主人は多くのことを感じています。言葉が減った分だけ余計に。

妻　そうだといいんですけど。

治療者　最近とくに精神的に安定しておられます。
妻　そうです。
治療者　奥様が支えているから。
妻　……。
治療者　奥様を見て安心しているのだと思います。家族が混乱したりするとそれが本人に影響しますが、あなたはそうではない。
妻　……。
治療者　病院に通ったり薬を飲ませたりすることが療養ではなく、一緒に向き合うことが療養生活だとわかっていらっしゃるから。
妻　最近わかってきました……。
治療者　これからもたくさん伝わると思います。
妻　主人と一緒に料理を並べるとか、洗濯物を一緒に干すとか、多分そういうことなんですね。
治療者　一緒に何かをすることで、さらに伝わると思います。
妻　はい。
治療者　お互いの表情や動作で理解できる部分は今まで以上にあると思いますし。

妻　そういうことなんですね。

治療者　きっと奥様に感謝しています。

妻　そう思えたらもっと楽なのですが。

（間があって）

治療者　外食は難しいかな。どうしても本人をかばうような気持ちになっちゃいますか？

妻　主人は今の自分を誰かに見せたくないでしょう、見栄っ張りだったから。

治療者　「見栄っ張りだったから」ではなくて「見栄っ張りだから」ですね（笑）。

妻　そうでした。そうでないといけませんね（笑）。

治療者　ファミリーレストランなら試せますか？

妻　そうですね。

治療者　認知症になる前だって、感謝の気持ちをいちいち言葉にして伝えなかったでしょ、夫婦の間では（笑）。

妻　確かに（笑）。

その後、ファミリーレストランで一緒に食事をしたと妻が話してくれた。そのとき、走り回っている子供がいたので本人が叱りつけるのではないかとハラハラしたが、「子供は元気がいいいな」と微笑んだだけであった。妻は安堵しつつも、昔の本人なら叱ったはずだと思い、さみしくも感じた。

家族は本人の変わったところにばかり目がいくものである。私たち医療・福祉の専門職は、本人の変わっていないところを家族が見失わないように支えなければならない。

---

(9) アミロイドPET検査とは、頭部CTや頭部MRI検査のように機械の中に入って行う脳の検査である。放射性の薬剤を使用するため、わずかであるが被ばくする。ただ放射線量は胃のバリウム検査と大きな違いはない。アルツハイマー病では、健康な人にはわずかしか溜まらないアミロイドβという物質が脳に多量に溜まる。このアミロイドβに結合する放射性物質をあらかじめ注射しておき、カメラで撮影すると、アミロイドβが脳に溜まっているか否かがわかる。疾患修飾薬は脳のアミロイドβを取り除くことで効果を現す治療薬であり、アミロイドβが陽性の人に投与される。

息子の妻による介護

その78歳の女性はすでに夫と息子を亡くし、息子の妻と二人で暮らしていた。息子の妻には仕事があり、家のことは本人がすべてこなしていた。1年ほど前から部屋の片付けや食材の購入、公共料金の支払いに支障が生じた。もの忘れ外来を受診したところ中等度のアルツハイマー型認知症の診断になった。ただ自分が認知症という病気であることを心情的に受け入れられずにいた。一方、息子の妻は、実の母とは異なる介護の難しさを感じていた。息子の妻との対話を示す（息子の妻の言葉には「息子妻」と記す）。

治療者　よく、義理の親を介護するのと、実の親を介護するのは違うって言いますけど。

息子妻　そうそう、やっぱりその、なんと言いますか、私の場合は実の母ではないので、嫁ですから、母を見るのとは、やっぱり（相手に）期待するものが違います。

治療者　と言いますと？

息子妻　お姑さんですから何かあったら困るっていうような、そういうスタンスで見るわけです。

治療者　少し距離をおいて観察するような？

息子妻　「お母様、もう何もしなくて、このまま座っていらしてけっこうですよ、私がやります」っていうような態勢。言ってみれば。何から何までそういうわけではありませんけど。もし実の母だったら「立てるんだったら立って」っていうような、ちょっとそこにやっぱり自分の中の、私は母をみてないですけど期待する部分っていうのが、危険であってもやるべきっていうところですね。それが実の娘っぽいかなって思います。お姑さんをみている友達に聞いても、「いやいや絶対に危険だから、もうむせたりしたらたいへんだから危険のない物をできるだけ、ちょっとでも詰まりそうになったら柔らかい物にして」みたいな。

治療者　「なんでそんな危ない物を食べさせたんだ」みたいなことを言う親戚とかいるかもしれませんしね。

息子妻　そうそう、そうです。そういうところあります。

治療者　違う責任なんですかね？

息子妻　多分そうです。

治療者　娘の感じる責任と、その、なんて言うんですか、お嫁さんの責任っていうのは預かってるものが違うんでしょうかね？

息子妻　同じ私がしても母親の介護だったら違うものになりそうです。

治療者　そうですね。自分の判断で動きにくいですね。嫁は周りをより意識するから周りの人が納得するようにやりますよね。でも実際は娘や息子よりも冷静にご本人の状態を見られる部分が多いので、娘さんとお嫁さんがいたら、診察ではどちらかというとお嫁さんの意見をより参考にしているように思います。とくに母と娘の間での葛藤を感じる場合は、嫁と姑の葛藤なんかよりずっと根が深いですからね。

息子の妻が義理の親を介護する場合、兄弟姉妹や親戚からの助言がストレスだという話を聞く。本人に接することの少ない人は、まず自分で接してから口を出すべきだと私は思うが、自分が介護に協力していない罪悪感もあってか余計に口を挟んでしまうようである。息子の妻はほかの家族メンバーより本人の症状を冷静に見ることができるが、介護のほうは自分の考えではできないことが多い。介護者としての息子の妻の心労が血縁のある家族メンバーの心労とどこが異なるかということに、専門職は感度を上げておかなくてはならない。

話しかけても わからない

息子

そんなこと、話してもわからないから。

治療者

わからないですか？

息子

え、わかっているんですか？

リハビリ

79歳の女性が中等度のアルツハイマー型認知症と診断された。娘が認知症の進行予防のために、算数ドリル、漢字の読み書き、クロスワードパズル、数独などを勧めたが、意欲低下といった症状のためか、嫌いだったのか、手をつけることはなかった。それでも娘が粘り強く日記と塗り絵を勧めてやらせていた。娘は本人と同じマンションの1階上に住み、息子は車で20分のところに住んでいた。娘、息子との対話を示す（娘、息子の二人の言葉には「娘息子」と記す）。

娘　何もする気がないんですよ。

治療者　その気がないとは限りません。したほうがいいと思っているかもしれません。ただ、わかっていてもできないのかもしれません。

娘　認知症が悪くなってほしくないです。

治療者　それは当然のお気持ちと思います。誰しも進ませたくはない。

娘　何もしなかったら悪くなるんですよね。

治療者　ただ、悪くならないことを目標にしないほうがいい。病気としての認知症はそもそも進行するものですから止められない。さらに老化が加わりますから低下していくことも避けられない。徐々にできなくなることに付き合っていかなければなりません。

娘　……。

治療者　トレーニング的なものをしても認知症という病気そのものの進行には関係はありません。ただ何もしないと、心や体を使わないことで低下する部分はあるかもしれない。何かしたほうがいいというのはその部分に対してですね。

娘　やっぱり何かしたほうがいいんですね。

治療者　難しいのは、それを、ご本人がやりたいのかやりたくないのか、というところです。やりたくないけど家族から言われてやっている人もいます。ただ、がまんしてやるのはストレスになってリハビリ的にも逆効果です。一方で、嫌だったけど、やってみたら楽しくて、やってよかったという人もいます。お母様はどんな気持ちでやっているのでしょうか？

娘　わからないと思います。

治療者　わからないとは？

娘　楽しいかどうかわからないと思います。

治療者　そうでしょうか？　認知症だって楽しいと感じる気持ちがなくなることは絶対ないと思います。少なくとも家族はそう考えてほしい。

娘　私が言うからやっているのだと思います。

治療者　家族のためにやるっていうのもアリです。誰かのために何かをするというのは、ある種の生きがいとも言えますから。

息子　（娘に）もしママが嫌なのにアネキのためにがまんしてやってるとしたらアネキも嫌だろ。

娘　（息子に）そりゃそうだけど。嫌とは言ってないわよ。

息子　（娘に）アネキの勢いだとママは嫌とは言えないよ。

治療者　少なくともお母様から自主的にやりだしたわけではない。

息子　ママはすごく頑張ってる。でも無理してると思う。

治療者　例えば、息子さんから「オレたちが心配するから頑張ってやってくれてるんだね」って感謝の気持ちを伝えてみたら。

息子　はい。

治療者　それだけでもお母様は自分の気持ちをわかってもらったと感じるかもしれない。

娘息子　……。

治療者　嫌がらずにやっているとかじゃなくて、お母様が好きなことで、自分の興味や関心からやれることがあったらいいんですけど。

息子　おふくろは自分のために何かをするっていうのは難しい気がします。今までずっと親父のため、オレのため、アネキのためって生きてきたから。

治療者　（あなたたちは）お母様と話せますか？　想像してなかった気持ちが聞けるかもしれません。あなたたちへの想いもあらためて聞いてみたらいいのではないですか？　みんなで一緒に食事をしながら話したらお母様は嬉しいんじゃないかな。

息子　最近みんなで食事してないね。認知症になってから。

治療者　私はあなたたちが今のお母様を受け入れることが大切だと思っています。それは認知症について諦めなさいという意味にも聞こえますけど、いかにお母様がこれまでに近い状態で暮らせるかということ。

娘息子　……。

治療者　認知症の進行防止を謳う医療機関もあります。そうしたところの意見を聞くのもよいかもしれない。

娘　セカンドオピニオンですか？

治療者　ご希望があれば紹介します。ただ、最後はお母様の気持ちを大切にしてほしい。お母様が何を望んでいるか？　もしあなたがお母様だったらどうしてほしいか、自分の子供たちに何を望んでいるか？　子供と一緒に何がしたいか？　そう考えてくれませんか？

娘息子　……。

治療者　私がお母様だったら、笑顔で家族と食事がしたいですね、認知症の話は抜きで（笑）。

次の診察で私は本人と話した。娘や息子の話を伝えたところ、いつになく饒舌になった。娘は、夫を亡くして一人暮らしになってから頻繁に顔を出して遺品の整理を手伝ってくれたこと、息子は、小さい頃から無口だけど自分の気持ちをわかってくれていると話してくれた。「娘さんや息子さんは心配していろいろ言うが、担当医として私はお母様の気持ちを優先したい」と言うと「自分でもやりたいことがわからない、娘や息子がよいと言うならそれに従ってやってみたい」とのことであった。「自分の気持ちをみつめてみませんか？」と話したが答えはなかった。

診察が終わったあとに、同席した研修医から、「『私がお母様だったらこう思うだろう』とまでは言う勇気は私はないです。先生は、ここは思い切って踏み込む、ここはこれ以上立ち入らないという点で意識していることはありますか？」と聞かれた。判断の基準を考えたことはないが、より長い付き合いの家族ほど、また本音を話してくれる家族ほど踏み込めることは間違いない。ただ、突然に踏み込む発言ができるわけではなく、影響の少ない場面で「恐る恐る」踏み込んで様子をうかがっているうちに徐々に大きく踏み込むようになっていると思う。踏み込んでみて後悔することもまた少なくないが。

補稿1　信頼関係・情緒的関係

対話の手順や方針（考え方）と呼ぶべきものを私は整理しておきたかった。それらについて徒然なるままに「補稿」として記した。

対話を治療的なものにするには、認知症の人と治療者との間に一定の信頼関係ないし情緒的関係（親しみ）がなければならない。それなしに本人は深刻な悩みを口にしないだろうし、第三者が取るに足らないと感じるような（しかし本人にとっては重大な）相談をもちかけることもないだろう。では、そうした信頼関係や情緒的関係はどのように醸成されるのであろうか。病歴聴取や治療の説明をていねいに行ったからといってそうした関係が築けるわけではないが、例えば「あなたの生活上の困難を減らす手立てを一緒に考えたい」、「その前にあなたという人間を知りたい」といった治療者の姿勢を伝えることができれば関係の構築につながるであろう。認知症の人は自分の気持ちや考えを説明することにしばしば支障が生じているが、相手の想いは敏感に察知する。そして治療者とともに課題に向き合い繰り返し言語化を試みることで心に余裕が生まれるのだろうか、関心を徐々に日々の暮らしに向けられるようになっていく。

そのように変われた認知症の人は、自分の向かうべき方向を漠然とでも感じられるのかもしれない。先送りしていた課題に結論が出せないのは自分に非があるからではないと開き直れるのかもしれない。少なからず自信を取り戻せたから解決策をみつけられなくても日常に戻ることができるのかもしれない。あるいは、自分とともに悩んでくれる人（治療者）がいることを実感し、次回もここに来ることが許されたと感じ心に余裕が生まれるのかもしれない。

認知症の人の、誰かにわかってほしかったという想いや伝えたい気持ちを治療者が受け止めることで関係が築かれると思う。関係を築きつつある人は、次の診察（面談）までの普段の生活においても対話が治療的に作用するであろう。望ましい精神療法は会っていないときでも作用するものである。

認知症の人の家族との対話 2

算数ドリル

ある85歳の女性は夫を亡くしてから長く一人暮らしであった。以前は楽器やフラワーアレンジメントを習っていたが、新型コロナウイルス感染拡大防止のための外出制限を機に辞めてしまった。アルツハイマー型認知症と診断されたことから一人暮らしを不安に思った娘が自分との同居を勧めた。本人はそれに従った。

娘は、認知症の進行防止には知的活動が有効と考え、小学生の算数ドリルを買って1日に3ページずつやらせていた。本人は嫌がらずにやったが、徐々にできなくなってきたため、ドリルを簡単なものに変更した。依然として本人は頑張って取り組んでいた。ページの問題が全部できたときには娘から褒められて喜んだ。

本人が嫌がらずにやっているのだから問題はないとする意見があるかもしれない。正解したときに褒められて喜ぶことは本人にとって好ましい体験だとする意見もあるかもしれない。

しかし彼女は母として子を育て上げ、妻として夫の両親を長年にわたって介護し、夫を長期の介護の末に看取った人物である。長年にわたって様々な困難を乗り越えて多くを成し遂げた半生がそこにあった。その価値ある彼女の人生の最期にパンダが万歳しているドリルの表紙は相応しくないと思った。娘との対話を示す。

治療者　お母様は頑張ってやっているんですね。
娘　ええ、やっています。褒めると、とても喜びます。
治療者　……。
娘　でも最近、認知症が進んだみたいで、2桁の足し算に時間がかかるようになりました。
治療者　お母様は楽しくやっているのかな？
娘　嫌がらずにやっています。
治療者　誰のためにやっているんだろう。
娘　……。
治療者　自分のためですか？
娘　私のためですか？
治療者　そう思います。それが必ずしも悪いことではないのですが、人は家族のために頑張ること

娘　もありますから。
母は家族のために生きてきた人です。以前に楽器を習っていましたが、もうそれもできません。練習日をスケジュールに書けませんし、先生の家への行き方もわかりません。ドリル以外に母はやれることがありませんから。

治療者　昼間に横になって寝ているのが心配だと言っていましたよね？

娘　寝ていていいんですか？　認知症が進んでしまうのではないですか？

治療者　確かに血管性認知症などの場合は、脳や体を頑張って動かせば、その分リハビリの効果も出るかもしれません。でもお母様はアルツハイマー型認知症で、しかも85歳という高齢です。寝ているからといってその分進行するとは思えない。

娘　でも昼間に長く寝ると夜に眠れなくなって、昼と夜が逆転してしまうのではないですか？

治療者　確かにそれはよくないですね。夜は睡眠をとってほしいです。

娘　そうですよね。

治療者　でも、私の考えでは、ドリル以外でお母様ができることがあったらいいなと思っているんです。

娘　考えてみます。

同席していた研修医は、「先生は『(ドリルは)誰のためにやっているのだろう』というような厳しい言い方までするんですね」と言い、またその一方で次のようにも言った。「家族のために何かをするという役割が人格と強く結びついてきた患者が、最後にやっとその役割から解放されたとき、どんな生活が本人にとって幸せなのか。それを考えて実現するのはとても難しいことだと思いました」

1カ月後、娘は本人にドリルを与えなくなった。本人がドリルに一生懸命取り組み、娘に褒められては喜んでいる姿を見ているうちに、理由もなく悲しくなったと娘は言った。本人はその後もドリルをやらなくていいのかと娘に何度も尋ねるという。娘は本人ができることを探しているがまだ見つかっていない。

結果的に私は「算数ドリル」という本人が娘を喜ばせる唯一の方法を奪ったことになった。本人の尊厳を守ろうとした私の行為は私の独りよがりであったのかもしれない。しかし今後も「算数ドリル」をやる認知症の人に会ったら私は黙認しないと思う。少なくとも本人にとっての意義について、本人や家族と話し合わなければならないと考える。

受容

病気の理解や受容というものは、段階的に深まるようなものではなく、行きつ戻りつしながら徐々に深まっていくものではないであろうか。

ある52歳の男性は元来口数が少なく自分の喜怒哀楽を表に出さないタイプであった。妻はそれと対照的に社交的で饒舌であった。これまで夕食時は妻がその日に会社であった出来事を「機関銃のように」次から次へと語り、本人はやさしい笑顔で聞いていたという。若年性アルツハイマー型認知症の診断を受けて半年が経っていたが、妻は本人が病気とどのように折り合いをつけようとしているのかつかめず、どのように支えたらよいのか悩んでいた。妻との対話を示す。

妻　告知の問題ですが、どのように受け止めたらいいのでしょうか?

治療者　人それぞれです。ただ無理に病気であることを認めさせるようなことは、あまりよい結果にならないように思います。

妻　やれと言われてもできないです。

治療者　ご本人はどんな気持ちで診断を聞いたのでしょうね。それから半年くらい経っているんですよね？

妻　えーと8カ月かな。

治療者　どのように向き合うか自分の中でもまだまだ迷っているかもしれません。

妻　何カ月も経つのに？　落ち込んでいると思ってました。

治療者　そうかもしれない。

妻　だからここ（精神神経科）を勧めたのです。

治療者　ここに来る前に精神科に行ったことは？

妻　3カ月くらい前に一人で行きました。2回くらい行って、その後は行ってないと思います。

治療者　その後に大学病院の脳神経内科を受診されたんですよね？

妻　治験とかあったらやりたいので定期的に行ってます。

治療者　私がお会いした印象ではうつ病とは考えにくいですね。不安障害とか適応障害とか、そういう病名を考えています。うつ病の薬も処方するつもりは今のところはありません。

妻　元気がないような気がして、このままでよいのか悩みます。

治療者　悲しい気持ちになって落ち込んでいるのかもしれませんし、症状とか病名とかに向き合おうとして悩んでいるのかもしれません。

妻　悲しいのとは違いそう。

治療者　向き合おうとしているのかもしれません。

妻　私は余計なことを言わないほうがいいのかしら?

治療者　たぶん。

妻　待つんですね。

治療者　少なくとも迷っている間は見守るのがよいと思います。いろいろ言って反応を見るようなことはしないほうがいいと思います。

妻　わかります。でも病気を受容できたほうがいいって本に書いてあったので、急かしてしまったかもしれません。

治療者　ご主人のことだから、きっと大丈夫ですよ。

妻　どうでしょう。

治療者　そう思えませんか?

妻　そう思います。

治療者　よかったです。
妻　きっと。
治療者　だったら心配そうな顔でご主人を覗き込んだりしないでくださいね。この人は絶対大丈夫という自信のある「余裕」の顔で見守ってください。診察室では不安になっていいですけど本人の前ではね、それは薬より効きますから。
妻　はい。
治療者　もちろん病気を受容したうえで、自分のこれからを考えられたらそれに越したことはありません。でもほとんどの人は100%受容できるわけではない。例えば病気のことを考えないようにしてみたり、診断は間違っているかもしれないと考えてみたりするようです。みなさんそれぞれが自分のできるやり方で折り合いをつけるのだと思います。自分のやり方を迷いながら探し続けるのだと思います。病気との関係が定まるのに2年、3年かかる人もいます。ご主人は自分に相応しい病気との関係を探している最中だと思います。

私も本人の気持ちを量りかねた。本人は1対1の診察でも自分の気持ちを語らなかった。

病気のことにも療養生活にも触れなかった。病気と直接向き合うことをせずに、時間が過ぎるのを待っているのかもしれないと思った。

こんなときに無理矢理病気について取り上げることは、外傷的に作用するかもしれないと考えた。時間が経って病気との自分なりの向き合い方が定まってくれば、それが否認であれ無視であれ生活を再起動する機会になると思われた。受容のタイミングは本人の気持ちの中で自然に決まるものであること、そして今は見守ることが望ましいことを妻と確認した。

治療薬の効果判定

市民公開講座の際に行われる個別相談や、認知症カフェの雑談で、治療薬に関する疑問を耳にすることがある。「薬はいくつかあるけど、今の薬を選んだ理由がわからない」「効いているかどうか確認できないの?」「どうやって効果を確認するの?」「病院の検査でわからないの?」「ただ飲んでいればいいの?」といった疑問である。

理想を言えば、「(図などを示しながら) 服薬しなければこのように進行すると予想されるが、服薬によってこの程度に悪化を抑えられる可能性がある。このくらいの悪化に抑えられたなら今の薬を続ければいいが、それより経過が悪い場合は薬を追加するか別のものに替えるほうがいい」といった説明ができればいいが、それはじつに難しいのである。進行のスピードは個人によって大きく異なるからでもある。しかもアルツハイマー型認知症と診断されても、アルツハイマー病も含まれれば嗜銀顆粒性認知症[10]・神経原線維変化優位型認知症[11]など、異なる種類の認知症が含まれている可能性があることも説明を難しくすると考える。

アルツハイマー型認知症の母と暮らす娘、息子との対話を示す。

娘　その病院では治療薬は出ませんでした。

治療者　この薬（アルツハイマー型認知症の治療薬）は、ちゃんと効果を測定しようとすると時間のかかる認知機能検査が必要になりますし、効果があるかどうかを本人と家族の話から判断する場合は、詳しく日常生活について聞かなければなりません。効いているかどうかをちゃんと確認している医療機関は意外と少ないんです。

娘　その先生は効かない薬だって言ってました。

治療者　そういう考えの先生もおられます。効果をあまり調べずに効果がないと言ってしまう先生もおられます。この薬に限らず薬の効果というものは飲んだ人によって違います。確かにこの薬は効いていると感じられることが少ないかもしれない。でも効果を実感できる人もいます。だから患者さんやご家族が薬を希望したら一度は試してみる必要があると思います。医師の一方的な考えから治療を受ける機会を奪ってはいけないと考えます。「どうせ効かないから飲んでも意味がない」という言い方は、患者や家族が治療を希望しにくくさせるでしょ。患者さんには治療を受ける権利があります。医師は本人の決断を支えないといけません。医師が勝手に決めてしまうのは、現代の医療には合わないかな。

息子　パターナリズムって院（大学院）で習いました。

治療者　ああ院生なんですか。専攻はどのような？

息子　生命倫理です。

治療者　そうなんですね。

娘　でも効かないなら飲んでもしょうがないかなって。

治療者　効かない人もいますからね。でもお母様には効くかもしれない。効くかもしれない人から治療のチャンスを取り上げることはよくないでしょ？　ほかの病気だったらそんなことしない。本人の気持ちを聞いて希望があるなら試すべきですね。

娘　あとは友達のお父さんがひどい副作用があったって。

治療者　そういうこともあるんです。そういう場合は、ほかの薬に変更してもいいし、いったん減らし、少量を長く飲んでからゆっくり増やしてもいい。

娘　それでもだめなら？

治療者　それは無理しない。

息子　薬を服用しないために悪くなる人もいるんですか？

治療者　もちろん。今のところは、進行を遅らせる効果に関しては、薬にまさる治療はないからね。リハビリとか認知機能のトレーニングなどのデータは量的にも質的にも薬にかなわない。

娘　エビデンス。

治療者　そう今の流行りでね。効果を調べた研究のデータっていう意味です。確かに薬で逆に「頑張らなきゃ」とか「何かしなきゃ」って焦っちゃう人がいて、場合によってはイライラすることもあります。

娘　よくないですね。

治療者　そう、本人もつらいでしょう。それも副作用のひとつと考えて薬を替えるか、止めるかしたほうがいいでしょう。もちろん本来の効果も見ないといけない。効いていないものを続けても意味がないからね。

息子　どうやって効いているか調べるんですか？

治療者　本人から自覚症状を聞いて、家族から見た状態を聞いて。それまでやってきた日課や家事ができているかどうか、できなくなってきているにしても緩やかな低下なら許容範囲かもしれない。でも、外来でばたばたしているとなかなかていねいに話を聞けなくてね。進行しているかどうか判断が難しいですね。薬は、本来進行してしまう病気の進行を遅らせるっていう作用でしょ。

娘　知っています。

治療者　だから効果があっても長い目で見たら進行するわけですよね。治療しなかったら進行していたであろうスピードより遅くなっているかどうかを判断する。そりゃあ確かにわかりにくいですね。測定は面倒です。

娘　前にやったテストとかは？　暗算とか日付とか。

治療者　そうですね。ＭＭＳＥや長谷川式のことかな？

娘　そうだと思います。

治療者　記憶や見当識の配点が大きいから、ちょっとしたことで点数が変わっちゃうんです。それだけだと効いているかどうかの判定は難しい。

娘　初診のときにやった検査は時間がかかりましたね。

治療者　私は生活動作を細かく聞くのもたいへんだし、ほかに話したいこともあるから、効果についてはその検査（ＡＤＡＳ-ｃｏｇ）をやって、結果で判断している。

娘　わかるんですか？

治療者　今のところは、それくらいかな。その検査で効果が確認されて認められた薬だからね。アルツハイマー病の治療薬の治験のときに使われた検査なんです。治験ってご存じですか？

娘　はい、知っています。

治療者　その検査は結果も安定しているからね、それで維持できていればもの忘れが増えたように見えても、治療はそのまま続けますし、下がれば進行していると考えて治療薬を替えたり追加したり。

娘　私たちも検査で説明してくれるほうがありがたいです。生活を見て判断するのは難しいですから。

治療者　そうかもしれません。

アルツハイマー型認知症治療薬の効果判定には、開発試験で用いられたような再現性と信頼性のある認知機能検査を用いることが望ましいが、現場では時間的な制約や検査ができる人がいなくてルーチンで行うことは難しい。そのような場合は、家事や日課や趣味などをする様子について聞き評価すべきであるが、限られた診療時間内では十分な情報を得ることは難しい。

認知症の人や家族には「自分が服用している薬は本当に効いているのか？」「そもそも効果があるのか、どうやって調べているのか？」といった疑問があることを認知症カフェや当事者の会などで聞く。今後、より高価でリスクの高い治療薬が使われるようになるときには、今まで以上に的確に評価することが求められるだろう。

（10）嗜銀顆粒性認知症：認知症を起こす疾患によって脳で起こる変化が様々に異なる。例えばアルツハイマー病の場合は、十数年から二十数年をかけてアミロイドという物質が脳内に溜まり、そこにリン酸化タウという物質が溜まる頃から認知症の症状が目立ち始めるとされる。一方、脳内にアミロイドが溜まらず、リン酸化タウだけが溜まる認知症もある。そのひとつが嗜銀顆粒性認知症である。アルツハイマー病に比べて、認知機能障害の進行が遅く、日常生活動作（ＡＤＬ）も長期間にわたって保たれる。頭部ＭＲＩなどの画像所見においては、海馬付近の萎縮の左右差などの特徴が報告されている。しかしこの診断名は生前に付けることは容易ではなく、死後の病理解剖によって付けられることが多い。

（11）神経原線維変化優位型認知症：この認知症も脳にアミロイドが沈着せず、リン酸化タウだけが沈着する。嗜銀顆粒性認知症と同様に、もの忘れは顕著であるが、他の認知機能の低下は緩やかで、日常生活動作（ＡＤＬ）も比較的保たれる。生前に疑うことはできても、診断は容易ではなく、死後の病理解剖によって付けられることも多い診断名である。

虐待

夫婦ともに70歳代前半であった。子供はいなかった。妻がアルツハイマー型認知症と診断されて1年が経っていた。食事は夫が作っていたが、掃除と洗濯は本人が夫に叱られながらやっていた。診察ではいつもうつむいて肩を落としていた。小柄な本人がさらに小さく見えた。診察で本人と二人だけで話しても言葉はなかった。元来口数は少なかったと夫は言うが、現在の二人の関係の反映のようにも私には感じられた。その日の診察で夫が本人を叩いていることを知って虐待を通報した。夫との対話を示す。

夫　言ってもわからないなら、叩かないと仕方ないでしょう?
治療者　奥様はどんなお気持ちですかね。
夫　考えてないでしょう。
治療者　何も考えていないのでしょうか?
夫　何もじゃないでしょうけど。

治療者　考えなくても感じていることはあるのではないでしょうか？
夫　さあ。
治療者　叱られるばかりの奥様はどんな気持ちかと。
夫　仕方ないでしょう、世話になってるんだから。
治療者　でも、普通病気になると、いたわってもらえるものではないですか？
夫　認知症は普通の病気と違うでしょ。
治療者　ご主人が病院に期待することっていうのは？
夫　病気じゃなくても先生はボケを診るんでしょ？
治療者　叩いたりしているなら私は通報しないといけないんです。
夫　仕方ないですよ。わからないんだから。通報してもいいですよ、でも私が面倒みなかったら、一体誰が面倒みるっていうんですか？

夫は非難されていると感じたはずである。しかしその後も夫は本人を連れて定期的に通院した。薬についても「今回は３錠余った」などと律儀に報告した。

虐待の通報後に何らかの介入があったはずである。通報したことを夫に言わなかったのは、私が感じていた夫の医療への期待を失いたくなかったからかもしれない。

治療者　叩くと奥様はできるようになるんですか？
夫　無理だね。
治療者　叩いても変わらないんですね？
夫　そうだね。
治療者　どこを叩くことが多いですか？
夫　……。
治療者　顔とか？
夫　頭かな。
治療者　叩いたあとは腫れたりしませんか？
夫　わからないね。腫れてないんじゃない？
治療者　痛いでしょうね。

夫　痛みもわかるんですかね？
治療者　痛みがわからないと思いますか？　わからないとしたら、何のために叩くのですか？
夫　痛くなくてもわからせるためですよ。
治療者　叩く瞬間をはっきり憶えていますか？
夫　憶えているよ。
治療者　叩いた瞬間の奥様の顔を憶えていますか？
夫　どうかな。
治療者　どんなお顔？
夫　平気な顔をしてますね。
治療者　気持ちは平気ではないと思います。がまんしてるに違いない。
夫　わかっているんですか？

このやり取りは夫にとって気分のよいものではなかったであろう。強い言葉でなければ夫の行動を変えることはできないと私は思った。「次こそは来院しないだろう」と感じる診察が続いた。しかし、夫は本人を連れて通い続けた。私は夫の行いを非難しながらも、その一方で「あなたが介護している人はほかでもないあなたの妻だ」と伝え続けた。

治療者　奥様と結婚されたのはおいくつのときですか？
夫　私がですか？
治療者　いえ、奥様が。
夫　22だったかな。
治療者　お知り合いになられたのは？
夫　見合いですよ。
治療者　そのとき勤めていた会社の工場長の紹介で？
夫　仲人もつとめてもらった。
治療者　奥様きれいでした？
夫　気のいいやつでしたね。
治療者　当時奥様は仕事はしておられた？

夫　本社の事務員だった。

治療者　結婚したあとも仕事は続けたんですか？　いや、そんな時代じゃなかったかな。

夫　いや、こいつは結婚して仕事辞めようかって言ったので、好きなら続けろって言ってやりました。

治療者　優しいじゃないですか。理解あるんですね。

夫　すぐに子供を作る経済的な余裕はなかったし、あいつが働けば収入にもなるし。

治療者　お二人で頑張ってらしたんですね。

夫　いろいろありました。オイルショックで二人でトイレットペーパーを買いに行ったり。

治療者　ああ、その時代だったのですね。

夫　二人で一緒にいるのが幸せだったみたいだね、女房は。

治療者　奥様だけですか？　ご主人は？

夫　まあね。

治療者　もともと奥様は、面倒見のいい方なんですか？　人付き合いのよいほうですか？

夫　誰とでもすぐ仲よくなったね。

治療者　もともと社交的な人？

夫　そうだね。

治療者　お二人がお仕事を引退してからは、どんなことをして過ごしておられたんですか？

夫　女房のもの忘れがひどくなってきてたからね。

治療者　でもご一緒に外食するようになったのはその頃ですか？

夫　そうだね、いまはメニューもいろいろあるからね、びっくりするよ。

治療者　奥様は？

夫　美味しそうに食うよ、あいつは何でも美味《うま》そうに食うんだ。

治療者　人が美味しいものを食べるときの顔っていいですよね。

夫　そうかね。

治療者　最近も行くんですか？

夫　いやあ、こぼすようになってからは行ってない。

治療者　行ったらいいじゃないですか。

夫　でもね。

治療者　だって、ご主人も毎回作るのたいへんでしょ。

夫　そうでもないけどね。

治療者　でも行ったらいいですよ。

本人が嫌がっていたホームヘルパーの訪問の利用とデイサービスの参加をすでに始めていたことを、後日私は知った。ケアマネジャーから強く勧められてのことであった。

治療者　奥様、笑顔が素敵ですね。
夫　そうかね。
治療者　料理が得意だって言ってましたね。
夫　たくさん作ったね。
治療者　美味しかったですか？
夫　まあね、今はもう作れないね。
治療者　奥様の結婚前のことって知っていますか？
夫　さあ、話したことないな。

治療者　趣味とか、好きなこと。
夫　洋裁かな。
治療者　ほかにもきっとありますよ。
夫　そうかね。
治療者　奥様に聞いてみてください。
夫　聞いてもわからないでしょ。
治療者　そんなことないでしょ。昔の写真とかありますか？
夫　義理の父が写真が好きだったみたいで、たくさんありますよ。
治療者　撮った写真とか見たことありますか？
夫　ありますよ。ちゃんと見なかったけど。
治療者　今度見てくださいよ。
夫　女房の学生の頃の写真もありますよ。
治療者　セーラー服ですか？
夫　さあ、どうですか。着物の写真はありましたね。
治療者　素敵ですね。

夫　お父さんの自慢の娘だったって。
治療者　そうですか。私が言うのも失礼な話ですが奥様は可愛らしい方ですものね。
夫　どうですかね。
治療者　もの忘れなんかしたって人は変わらないですから。

その日の夜に昔のアルバムを出して妻に見せたとのことであった。
その後、何回か通ううちに妻のことを話す夫の様子が変ってきたように感じた。本人の表情に見られる緊張も緩んだようであった。まだまだ時間はかかりそうであるが、よい方向に変わりつつあると思われた。それを本人が感じとることができれば、精神的な苦痛もいくぶん和らぐかもしれない。

母を感じていたい

失語に代表されるコミュニケーションの障害が進行すると、以前にも増して本人の考えや快・不快が周囲からわかりにくくなる。それは介護の良否の目安を失うことでもあり、介護者のやりがいが薄れることでもある。

あるアルツハイマー型認知症の女性はいつも陽気で前向きで快活な人であった。本人を自分の家に呼び寄せた娘も、母に似て明るく社交的な人柄であった。娘は夫と子供二人と暮らしていた。呼び寄せたときは軽度（FAST：4）だった認知症も5年ほど経って高度（FAST：7）に進行した。進行はほかのアルツハイマー型認知症の人に比べて速いと担当医の私は感じていた。その娘との対話を示す。

治療者　お聞きしたいんですけど。話しかけますよね、介護してるとき、お母様に。

娘　私ですか？

治療者　はい。

娘　それはもうホントに、山のように、彼女に向かって。

治療者　そう、話しかけるでしょ、それで全くわからないってことはないけど。

娘　でも話せませんからね。

治療者　本人にとっては、どこかで聞いたことがあるような言葉がポツリポツリとわかるような感じかなと想像するのですが、で、文章とかは難しいじゃないですか、そういう状況で、あなたはどんな気持ちで話しかけるのかなと思って。

娘　私がですか？

治療者　そう、わかっているかいないかわからない人に話しかける気持ちというのがどういうものか。

娘　まあ、今までも全く言葉が出ない時期がありました。何カ月か。

治療者　ありましたね。

娘　で、言葉が出ない日々を送っているうちに、自分から話しかけなくなったんです。彼女から言葉がなかったですし。

治療者　……。

娘　で、すごい残念な気持ちになったんです。介護を一方的にやって、姿はそこにあるんだけど、なんかその、何でしょうね、私も言葉にできないのですが、それを疑問に思う日々があったんです。

治療者　薬を変更する前ですよね。変更して言葉が出たんですよね。その前はやっぱり何も言葉がなくてしんどかったと。

娘　やっぱりね。で、表情だってそんなに変化なくなってて。

治療者　今はその、ありがとうみたいな言葉が出ますけど、それと聞いてるときとかの表情もありますけど。

娘　あと、一人でいるときの表情とかも、いい表情っていうのがよくあるけど。

治療者　何かを感じている表情？

娘　そう。

治療者　それがあると、話しかけたくなりますね。

娘　私の中の、そういうスイッチがあるんでしょうね。自分でも気付かなかったですけど。そう言われてみると、そんな気がします。

治療者　ということは、横になって寝たきりになっても、それが問題ではなくて、表情の変化が感じ取れなくなったり、言葉がなくなったりすると話しかけることが減ってくるかもしれない。そこでする介護はもう子供としての責任だけになっちゃいますかね。

治療者　その介護なら私でなくてもできるんじゃないかって思っちゃう。

娘　なるほど。

治療者　やっぱり今私がやっていることは。

娘　家族が介護するっていうこと。娘のこの私が介護してるっていうこと。

治療者　そう。施設とかとはちょっと違って、私ができることをやってるつもりなので、そういうふうになっちゃったら、介護の専門家に任せたほうが私がやるよりいいって。

娘　そうですか、本人の反応が介護を支えているということなのですね。一緒に暮らしてるわけですものね、家族として。

治療者　そうそうそうそう、確かにね。どうなっても母は母なんで、変わらないのですけど、でもやっぱり私としては母を感じていたい。

家族は家族の責任として介護しなければならないと考えるのであろう。この娘にもその気持ちはあったに違いない。しかしそれ以上に母と暮らしているということを実感したかったのであろう。だから、それまでできていたことができなくなるたびに、娘は失望し挫けそうになったのではないか。

しかし、本人らしい言葉を聞けたときや母らしい反応を見たときに再び介護する力が湧いてきたという。今後ますます進行し、外見上の反応が乏しくなるであろう。しかしその場合でも、本人らしさを見出せれば、その度に介護負担を減らせるかもしれない。本人らしさを見出せるように家族を支援することも医師や専門職の役割と考える。

これからが心配

妻　これからどうなるのか、心配で。

治療者　本人にその心配の気持ちを話してみたら？

妻　本人に？　認知症でも？

両方かな

85歳の女性は、近隣の神経内科医にアルツハイマー型認知症と診断され通院していた。息子夫婦が介護していた。ただ、息子（55歳）は軽度認知障害（MCI）の診断で私の外来に通っていた。最近は本人が悲観的な言動を繰り返すため、共働きの息子とその妻は疲弊していた。施設入所も選択肢であると私は話した。息子との対話を示す。

息子　（母は）家にいるほうが具合が悪いです、うつ病みたいです。

治療者　あなたの言ううつ病というのは？

息子　心配性だったり、同じことを繰り返したり、頭をかかえたり、マイナスのことばっかり口にする。外出を勧めると「家にいたい」って言います。「おっくうだ、人と話すのは嫌だ」って言います。ただ、デイケアのスタッフは「元気よく話して楽しそうでみなさんと仲よくやっています」と言っています。

治療者　デイケアは息子さんは見たことありますか？

息子　早めに迎えに行くと楽しそうにしています。いい顔なんです。本人が言うように無理して行ってるようには見えない。

治療者　すると、お母様がご自宅のほうがよいとおっしゃるのはどういう理由からでしょうか？

息子　「家であんたたちと一緒にいるのがいいよ」っていうのが決まり文句。でも、頭がグラグラして気持ちが悪いとか、家ではそういうことばかり言ってる。外では言わない。

治療者　お母様は家のどこがいいのかな？　それと施設のどこが嫌なのかな？

息子　どうかな。私は妻と共働きだから、体動かそうとか散歩とか付き合ってあげられない。それをやると元気になるんですけど。それが、できないことに対する自分たちの葛藤がある。

……あっ。

治療者　どうしました？

息子　先生、僕のストレスって母のストレスなんですか？　それとも家内が母のことで苦労している様子がストレスかもしれないって思いました。僕にとって一番のストレスは、家内の反応かなって。

治療者　お母様の様子に奥様が反応して、その様子をあなたが見てストレスになっている？

息子　そっちのほうが、僕にとっては影響がすごく大きいかも。

治療者　自分の母のせいで、奥様の状態を悪くしている？

息子　先生は、母が家にいることがよくないかもしれないって、妻に話してみたらって言ったでしょ。そしたら妻も元気になるかもしれない。妻が元気になれば、僕も元気になるかもしれないって言ったでしょ？

治療者　そうでした。

息子　施設はそのひとつの選択肢だって。

治療者　言ったね。自分の母が奥様に苦労かけて申し訳ないっていうあなたの気持ちが楽になるかも。

息子　考えなかった。そう言えば、そうかな。

治療者　お母様のためという見方でも考えたらどうだろう？

息子　そう。施設に関していろいろ話を聞いたらね、みなさんたいへんらしいんです。入所して1カ月とか2カ月とかすると荷物をまとめて帰ろうとする人が多いんですって。家族に、いつ迎えにきてくれるのか、来れないなら自分から帰るとか言うんだそうです。母もきっと帰ろうとか迎えにきてほしいとか言うのかなって。

治療者　そういう人もいるけど、みんながそうじゃないと思います。そういう場合は、ちゃんと本

息子　人と話してなかったんじゃないかな。
治療者　……。
息子　施設のことを考え始めたんですね。それは悪くない。けど、まず、お母様と相談できますか？　できれば、あなたや奥様がお母様を心配していると伝えて、お母様とこれからのことを相談する形をとれたらと思うんです。あなたと奥様だけで悩まないほうがいい。
治療者　……。
息子　奥様にとってみると、どうなんですかね？　自分のせいで、夫が母親を施設に入れることになったって考えてしまうかな？
治療者　それは感じているようで、「施設を考えるのは私のせいなの？」って聞かれたことがありました。
息子　ああ。
治療者　僕が本当は入れたくないのに自分のせいで母を入れることになるのはイヤだって妻は思っていると思います。
息子　あの奥様のことですからね。そうお考えになるでしょうね。
治療者　うちの女房はね、はぐらかしても絶対だめで、半分はそうだよって私も言いました。

治療者　そうなんですね。

息子　半分はそうだけど、でももう半分は僕もつらいから、だから、二人の意見は一致したんだって言いました。

治療者　ほお。

息子　本当のことを言ったほうがいいなって。

治療者　奥様を信頼している。

息子　でも施設の話が出てから、家内の肩こりとか減ったんですよ。

治療者　やっぱり。

息子　不安が解消するかもって希望が湧いたら、気分が変わったって言ってました。

〈中略〉

治療者　それは、お母様の中に、あなたがお母様をだまして施設に入れるような人ではないという信頼というか安心というか、そういうものがあるのでしょうね。

息子　そう思いたいです。

治療者　やっぱり家族って、本人がわかってもわからなくても、だますのはダメですよね。

息子　言ったことを憶えていようがいまいが、本当のことを言うのがね。

治療者　あなたとお母様はちゃんと家族ですね。

息子　……。

治療者　認知症だって、本当のことを言っているかどうかくらいわかると思います。話の中のどこが本当でどこが嘘かはわからないけど、どこかに嘘が混ざっているかどうかくらいはわかると思います。

息子　人間としての直感。

治療者　家族の一員としての。あなたも家族、お母様も家族。たぶんちゃんとした説明なく施設に連れて行かれた人は、裏切られたと思っているでしょうね。だまされたと。

息子　家族にだまされたなんて思ったら、その後生きていくのがたいへん。ちょっと下見に行こうって言われて置いていかれた人もいるって。

治療者　よく見捨てられ妄想とか言いますけど、全部が全部妄想ではないと思います。家族の真意を本人が見抜いていると思えることもある。

息子　入所を納得したことも忘れてしまうかも。そしてさみしさを実感したときに、家に帰りたいと言い出すんだと思う。でも、忘れても言わないとね。

治療者　例えば家族への迷惑を考えて施設に入ろうと思った本人の気持ちも、施設に入ったらさみしくなってやっぱり帰りたいと思った気持ちも、両方わかってあげたいですよね。そのとき、そのときの気持ちに嘘はないから。

息子　そう。

治療者　施設に入ることも、一度でなく二度三度四度とおっしゃればいい。一度言えたら二度目は少し言いやすくなる。二度目が言えたら三度目はもっと言いやすくなる。

息子　どっちがいいだろう？

治療者　何が？

息子　母の性格からすると、精神的に落ち着いてたら、「僕たちのために入ってくれる？」って言ったら受け入れる気がするんです。きっと母は。「僕たちけっこうね、もう精一杯で、余裕がなくなって来ちゃっててこれ以上対応できないんだ」って、「僕たちのために入ってくれる？」ってお願いしたほうがいいのか。それとも。

治療者　それとも、お母様が安心して暮らすために入ったほうがいいってこと？　ホントのところはどう思います？

息子　両方かな。

治療者　じゃあ、両方話せばいい。

息子　……。

治療者　体の病気のことも全部考えて、必要なことをやってあげられないっていうことも言って、病院とかで気をつけなきゃいけないことも言って、それ全部をあなたと奥様とでできないって。

息子　嘘じゃないですものね。

入所を考えるとき、「きっと本人は施設に入りたくない」、「その話さえしたくない」と家族は勝手に気を回して、本人と話さなくなってしまう。しかし家族の気持ちを伝えることにも意味がある。家族と本人の関係はそのあともずっと続いていくからである。家族が本人に対して誠実でいられれば、その分だけ本人に冷静な気持ちをもたせることになるのではないか。

かりに施設に入ったあとは会いに行くつもりがない家族でも、その後ずっと心の中で引きずっていくことになるであろうから。

本人がどう考えるか

65歳の女性はアルツハイマー型認知症の診断で通院していた。当初から本人は治療内容や介護サービスの選択を、信頼する娘に任せていた。今後のことは考えないようにして目の前の服薬や食事、リハビリテーションのプログラムに懸命に取り組んでいた。認知機能、ADL（日常生活動作[12]）の低下がほかの患者より速いと感じられた。それに加え、ショートステイに行くたびに体の動きが悪くなって帰ってきた。それを家族のケアと理学療法士の訪問リハビリテーション、そしてデイケアへの参加で毎回なんとか戻していた。ショートステイのケアの質が低いわけでなく、家族と理学療法士とデイケアスタッフが連携して取り組むケアが特段に優れていると私には感じられた。

通院も6年目に入り認知障害は高度に進行し、言葉をほとんど発しなくなったが（FAST：7b）、コリンエステラーゼ阻害薬にNMDA受容体拮抗薬を追加すると亡くなった夫の名前を呼べるようになり、その数カ月後に脳循環改善薬を追加したところケアに快・不快を表情で示すくらい（FAST：7a）に戻った。しかしアルツハイマー病が重度に進行してから、娘は施設への入所を考え始めた。娘との対話を示す。

治療者　施設を考えるとき、介護負担もそうですけど、やはり親戚とかの目も気になるという話を聞きます。
娘　幸いにして母の場合はみんな亡くなって親戚も家族も私たちだけです。
治療者　それでも判断は簡単ではないですね。私が出会ってきた家族はなかなか決断がつかず、もう家ではダメというところまでいってから入所しました。
娘　どう考えたらいいか。
治療者　以前に暴れちゃったときはもう家では無理かなと思ったんです。次々と日常の生活動作ができなくなったときがあったでしょ？　けれども、いつの間にか落ち着いて、とくに娘さんが（精神）安定剤使うのに反対だったから。
娘　すみません。
治療者　いや、いいことです。使わないほうがいい。本人の行動を制限するということでは、ヒモで体の外から縛るか、薬で内側から縛るかってことですから。
娘　飲んだほうがいいと思ってた。
治療者　ご家族が困っているのではないかと私が先回りして薬の話をしたのが早すぎた。あなたをみくびっていました。薬に逃げると思ってました。

娘　もちろん困ってましたけど、先生が言うような副作用があるなら使わないほうがいいと思って。

治療者　副作用が出ない人もいます。その考えはこれからも大切にしてほしい。上手く効くと表情が活き活きとしてきます。でもそういう人は一部です。また抗精神病薬という（精神）安定剤を服用した当事者の方が、認知症カフェでほかの認知症の人に勧めていたことがありました。服薬の是非は個別に判断しなければなりませんが、人に勧めるくらいストレスが減って気分が楽になる人もいるということです。ただし、私はあくまで自分自身で判断してほしい。

娘　息子（高校生）や娘（中学生）も一緒に考えてくれるんです。

治療者　頼りになりますね、お母さんとは違った意見になったりしますか？

娘　そう。

治療者　それをちゃんと聞けるあなたもいいですね。

娘　5年前なら耐えられたけど、今の状況であのときのように物を投げたり暴れたりされたら。あの生活はもう無理ですね。

治療者　お母様も追い込まれてどうしようもなかったんだと思います。

娘　どうしようもない母を見るのがつらかった。でも私の対応によってはあんなふうにならなかったかもしれない。今から考えれば、あのときは介護のことを何もわかってなかった。

治療者　人はなかなかそうは思わないものです。あなたはいい介護をしてこられたと思います。今だから言いますけど、激しい行動の原因の半分は本人で半分は家族です。でも相互作用から悪循環に入ってしまうと、お互いにどうにもできない。

娘　今ならわかります。

治療者　それがつらくて施設に入れる人もいます。

娘　わかります。

治療者　でも本人はそんな理由で入りたくないでしょう?

娘　家族が苦しいときは本人も苦しいんですね。

治療者　そう。そういう状況でも本人が家にいたいと思うか、それとも施設に入りたいと思うか。

娘　それを聞き出せないから。

治療者　そう、難しい。本人が施設のよいところとよくないところをもし理解できるとしたら最高ですけどね。

娘　ますます難しい（笑）。

治療者　部分的にでも伝えることは難しいですね。

娘　……。

治療者　このままでは本人も苦しいのを耐えるだけになってしまう。

娘　一番大事なことが言えない。

治療者　ダメでもともと。本人に聞いたっていい。

娘　答えられなくても？

治療者　そう、説明して、尋ねるほうも考えるから。尋ねているうちに気付くことがあるから。

娘　ショート（ステイ）で悪くなった体の動きが最近はもう戻らなくなってきました。でも月に1回のショート（ステイ）はどうしてもお願いせざるを得ない。私の体力がもたない。

治療者　ホントに頑張って、私は頭が下がります。

娘　家で頑張ったらまた戻るんじゃないかって期待しちゃう。だから施設に預けるのは本人のそういう可能性を諦めることですね。

治療者　本人は頑張るのが苦しくないかな？

娘　どうだろう。考えてなかった。

治療者　苦しいかも。こんなに苦しい思いをするくらいならって……あのお母様はそうは考えないかな？

娘　……。

治療者　でも施設に入ったら、今家でしているような、たくさんの人が協力した介護とリハビリはできない。それは覚悟しないといけない。施設に入れてから施設に文句を言う家族もいるけれど、施設が変われるわけではない。それが施設の実力、というか本人との相性。だから家族は施設スタッフがケアに前向きになれる言葉を伝えて、あとは任せるしかない。そうでなければ施設を替えるしかない。施設に反対しているわけではなく、それも含めて考えるっていうこと。

娘　わかってます、わかってます。だから迷ってます。

治療者　元気だった頃にお母様と施設の話なんかしたことありますか？

娘　テレビとかで施設の取材を一緒に見たときはありました。

治療者　ご本人はなんておっしゃった？

娘　絶対入らないって（笑）。

治療者　あら。

娘　でも、そのときの話題は、施設のスタッフが介護に疲れて就職してもすぐ辞めてしまうとかいうニュースで印象が悪かったんです。でも今はもう施設に入っても入ったことがわからないかも。

治療者　ホントにわからない？

娘　さあ。

治療者　全然わからない？

娘　わかるんですか？

治療者　（わかるかわからないか）わからない。でもお母様はわかると思って考えたほうがいい。それが正攻法。そしてお母様が今気持ちを自分の言葉で言えるとしたら、なんて答えるかって考える。

娘　……。

治療者　意思表示ができないけど、感じていることがあるはず。どっちにしても、本人が理解して意思表示できたら、どう答えるかって考える。

娘　本人はあまり嫌がらないかな。サバサバしているので。家の生活で困ることが多くなれば、「施設のほうが楽だわー」って言うかも。

治療者　しつこくて、細かくてごめんなさいね。「施設に入ることになっても、母は『嫌がらない』」って考えるんじゃなくて、まず始めはお母様が「施設に『入りたいか』、『入りたくないか』」って考えるんです。

娘　あ。

治療者　家族と一緒の、いいところも苦しいところもある生活と、プロが助けてくれる施設の生活のいいところとたいへんなところをお母様が理解できたら、どう考えるかって考えるんです。ごめんなさい。わかりにくいですね。

娘　いや、わかります。母さんいつも子供と家族のことばっかりだったから。家族に迷惑かけるのは嫌、迷惑かけるくらいだったら施設って思っちゃうかな、やっぱり。

治療者　うーん、そうくるかあ。

何年も前、本人が施設について話したことを娘が憶えていた。そのときはずっと家で暮らしていたいと話していた。認知症が進行し意思表示が困難になったときにこの「事前指示」を尊重すべきかもしれない。しかしそのときは認知症になったときのことなど想像できなかったと思われる。

家族が本人の気持ちを推し量って代理で判断する場合、「家族に迷惑をかけるようなら施設に入ったほうがいい」と考えるだろうという推測でなく、まずは「自分らしく暮らすためにどの環境が合っていると考えるだろう」と推測すべきであろう。容易ではないが、それが適切なやり方ではないだろうか。

（12）日常生活を送る上で多くの人が共通して行っている活動を日常生活動作（活動）：ＡＤＬと呼ぶ。食事やトイレ、入浴、着替えなどの基本的なものを基本的ＡＤＬ、交通機関を使った外出、買い物、部屋の片づけ、洗濯、掃除などのやや複雑なものを道具的ＡＤＬまたは手続き的ＡＤＬと呼んでいる。

どっちが嬉しい？

その72歳の女性の診断は脳血管障害を伴うアルツハイマー型認知症であった。夫を早く亡くし、洋品店を女手ひとつで経営しながら一男一女を育て上げた。洋品店は4年前に閉店した。一人暮らしになってから近県に住む長男と長女がしばしば本人を訪ね、夕食を一緒にしていた。介護保険によるデイサービスとホームヘルパーの訪問を利用していた。2年前に一人暮らしは不便が多いと子供たちが判断し、本人を説得して施設に入所させた。

受診時、検査（認知機能検査）に取り組む気持ちになれないと訴えたので行わなかった。動揺性の抑うつ気分が見られた。施設入所が不本意なものであったなら気分の落ち込みは十分に了解できるものである。長女との対話を示す。

治療者　お母様の気持ちがまだよくわからないのです。
長女　とくに最近はしゃべりませんから。
治療者　今日はご家族だけですが、お母様は病院に来たくないのでしょうか？

長女　いや病院は好きです（笑）。今日はワクチン接種直後でだるいので行きたくないって言ってました。いつもは受診のあとに病院の裏にあるカフェでサンドイッチとケーキを食べるんです。それがとっても嬉しいようです。美味しそうに食べます。

治療者　病院よりカフェが目的ですね。いいですね（笑）。

長女　そう（笑）。

治療者　病院に来なくたって喫茶店に誘ってあげてくださいよ。

長女　病院受診でないと施設が外出を認めてくれないんです。

治療者　そういうことなのですね。だったら私の診察が本人の役に立っている（笑）。

長女　はい（笑）。

治療者　で、施設は？　施設に入ったこと、まだ尾を引いてるのでしょうか？

長女　嫌みたいです。

治療者　引きずっているのですね。

長女　はい、とても。兄のほうが後悔しているかも。

治療者　いや、本人に関してです。

長女　本人は（嫌だと）はっきり言わなかった自分が悪いって。

治療者　お母様が言いそうですね。そういう人ですね。
長女　私たちを責めてくれるほうが楽ですけど。
治療者　当時はお二人とも、お母様の調子が悪く自分では判断できないと思った。だからお母様のために判断した、そういうことでしたよね？
長女　それはそうですが……。
治療者　そのときはやむを得なかった。
長女　ですから去年施設から出そうと思ったんです。
治療者　でも本人が施設がいいと言ったんですよね？　確か。
長女　私たちもわからなくなった。
治療者　家に帰りたいけど、家での暮らしは不安でしょうか？
長女　そうかもしれない。
治療者　お母様の気持ちも単純ではないのですね。
長女　施設とか、家とか、単純に決められるものではないですよね。
治療者　そう思います。
長女　母にも葛藤があったと先生は思いますか？

治療者　お母様の性格はあなたのほうがわかっているでしょうけど、私はそう思いますね。
長女　そうですよね。
治療者　あなたたちに迷惑をかけることも心配したかもしれない、そっちのほうが大きいかもしれません。
長女　そうかもしれない、母のことですから、きっとそうですね、だから施設を選んだ。
治療者　もしそうだとしたら？
長女　そんなこと考えなくていいって言いたいです。お母さんのしたいようにしていいって。
治療者　子供としてありがたいって気持ちもありますか？
長女　その年になってまで子供のことを心配してくれて。
治療者　あなたの中に、そんなこと考えなくていいっていう気持ちと、心配してくれてありがとうっていう気持ちがあるとしたら、お母さんはどっちの気持ちを聞きたいかな？
長女　……。
治療者　あなたのどっちの気持ちがお母さん嬉しいかな？
長女　ああ、そういうことなんですね。わかりました。母に早く会いたくなりました。

施設入所に対しては、家族だけでなく本人の気持ちも様々に異なり（福田２００５[13]）、「施設に入って守られた環境で安心したい」、「施設に入れば家族に心配かけないですむ」と言う人もいれば、「気ままに自由でいられる家がいい」「人間関係の煩わしさがない家がいい」と言う人もいる。多くの人は異なる想いが入り混じるものなのであろう。治療者や専門職は結果的にどういう選択をしたかということより、そこにまつわる様々な想いの交錯をどれだけ受け止めることができたかが重要だと思う。

（13）福田珠恵．老年期に痴呆症という病を生きる体験：『自己の存在の確かさを求めて』―病の兆候からグループホーム入居後まで．日本看護科学会誌 25（3）：41‐50，２００５．

抗精神病薬

ある76歳の男性の診断は、軽度のアルツハイマー型認知症であった。本人が興した会社を長男が社長として継ぎ、本人は会長として経営に関与していた。妻を早くに亡くしていた。二世帯住宅で長男家族と暮らし、以前から家政婦を雇っていた。次男は米国の大学院で経営学を学び、役員として会社に勤務していた。診察室で長男と次男がお互いの意見を尊重しつつ自分の考えを出し合う様子に、家族の間の強い信頼を感じた。

本人は最近の業績悪化について話すうちに怒り出すことが増えた。先日、長男との議論の最中に秘書にペンを投げつけてしまった。会社の役員たちも本人の怒りっぽさを心配し病院の受診を勧めていた矢先の出来事であった。こうした場合に本人の意向と関係なく向精神薬などの薬物療法が家族の判断によって開始されることがある。今回も近隣のかかりつけ医が本人に説明することなく抑肝散を処方していた。誰の要望であったかは不明である。長男、次男との対話を示す（長男、次男の二人の言葉には「長次男」と記す）。

次男　もともと怒りっぽいところはありましたけど、この前は驚きました（秘書にペンを投げたこと）。
治療者　突然に怒り出すのは込み入った話のときではありませんか？
長男　そういうときもありますし、そうでないときもあります。
治療者　認知症になると込み入った話についていけず、それがストレスになってキレることがあるかもしれません。
長男　どうでしょう。
次男　今まで物を投げるようなことはなかったです。
長男　「ばかにするな」って怒ったそうです。
治療者　議論についていけない自分を不甲斐ないと感じた裏返しでしょうか？
次男　自分に憤りを感じたということでしょうか？
治療者　しかし後悔したのではないでしょうか？
次男　そんな様子はなかったようです。
治療者　もし後悔していたら顔に出るほうでしょうか？
長男　後悔しても顔には出さないでしょうね、性格からして。

治療者　こうした場合に、昔は気分の安定を図る薬、それは統合失調症という精神病の薬ですが、それを処方することがありました。体に負担がかかって死亡率もわずかですが上がりますから、本当は望ましくないのですが。ご本人が希望して服用し楽になったという本人の声を聞くこともあります。

長男　さあ、本人が飲むかどうか。

治療者　昔は、本人に言わずにほかの薬に混ぜてしまうこともあったんです。

長男　そりゃ嫌だな。

治療者　お兄さんのその感覚は大切だと思います。

次男　そんなことは言っていられないかもしれない、他人を傷つけたら取り返しがつかないから。社会的な信用もなくなるし。

長男　……。

次男　薬を出すだけでも出しておいてもらったら、兄さん。

長男　いや、迷うな。まだいいかな。本人に黙って薬を飲ませるのはやっぱり抵抗あるな。

治療者　本人と話してみましょうか。実はこうして本人抜きで本人のことを話すのも褒められたことではありませんから。

長男　……。

次男　でも先生が話して本人が拒否したら、それこそ飲ませにくくなるのではないですか？

治療者　でも、本人はどうでしょう。怒ってしまった自分が許せない気持ちがあるなら、二度とそうしたことを繰り返したくないはずです。担当医としてはそのことを話したい。

長次男　……。

治療者　ご本人が自分の感情をコントロールしきれないという意識があるなら。

長次男　……。

治療者　ご本人が自分の怒りを抑えるために自ら服薬するのであればいいですね。どうせ服薬することになるならそのほうがいい。

次男　診察の様子を見ていると先生が言えば飲むような気がする。

長男　そうかもしれないけど。お父さんが自分で考えて服薬するならいいけど。権威には弱いところがあるから。まだ様子を見たい。

次男　兄さん、それでいいの？　大丈夫？

長男　わからない。でも、先生から説得してもらって飲ませたら後悔するような気がする。

本来は本人の意思にそって治療が行われるべきであるが、やむを得ず服薬させることになるなら、せめて治療薬の効果と副作用について本人に説明し了解を得るべきであろう。しかし、そのためには本人と治療者ないし家族との間に最低限の信頼関係がなければならない。本人と家族が長年にわたって希薄な（あるいは確執のある）関係の場合は難しい。あるいは認知症に対する家族の強い偏見のために、本人と話し合う気になれないかもしれない。

私も過去に何度も本人に話すことなく処方してしまった。しかしできる限り化学的拘束（chemical restraint　欧米では非自発性の向精神薬の治療はこう呼ばれる）はせずに、本人自ら服薬の必要性を感じて治療を受けてほしい。

気にしていない

夫　料理に失敗しても本人は気にしていない様子なんです。
それを見て自分は安堵しているんです。
失敗していることがわからないことでホッとしているんです。
それは正しいことなのですか？

治療者　認知症だからわからないと？

夫　……。

治療者　でも奥様が認知症でわからなくなっていることに安堵している
自分が嫌だと？

夫　……。

介護に戻りたい

71歳の女性は、言葉がスムーズに出なくなり会話が途切れがちになったことを機に受診した。失語の目立つアルツハイマー型認知症との診断になり、それから6年が経った。しかし現時点でも前頭側頭葉変性症の疑いは消えていなかった。そして3週間前に施設に入所した。娘との対話を示す。

娘　結果として施設に入ってよかったのかなって思うのです。

治療者　本人は入りたくなかったということですか？

娘　ぜひ入りたいという気持ちではなかったと思いますが、近いうちに入ったほうがいいという気持ちはあったと思います。

治療者　しかし本心は違うのではないかと？

娘　いいえ、そういうことではなくて。

治療者　本人に申し訳ないという気持ち？

娘　もう一度介護したいんですよ、私が。
治療者　え？
（しばらくしてから）
治療者　いい介護をしてあげられなかったと後悔していらっしゃるの？
娘　……。
治療者　自分のした介護に満足している人なんて、なかなかいないのではないでしょうか？
娘　……。
治療者　今だったらもっといい介護がしてあげられると思うんですか？
娘　……。
治療者　私は診察室で話すだけで、介護している場面など見ていませんが話を聞く限り、あなたはとても立派に介護されていたと思います。
娘　十分なことをしてあげられなかったというのとは違うんです。
治療者　……。
娘　介護の生活に戻りたいんです、私が。
治療者　介護していた生活が恋しいっていうことですか？

娘　そういうわけでもないのですが。

治療者　介護をしなくなったということが、何かをなくした感じなのでしょうか？

娘　……。

治療者　喪失ということ？

娘　喪失体験？

治療者　いや、介護する生活を失うという。

娘　介護の喪失という体験があるかもしれないと思います。

同席した研修医は、「もう一度介護したいとだけ言われても、すぐにはその意味するところがわからないこともあるので、治療者から尋ねることは重要だと思った」と言い、また「この体験は、この先に訪れる、より大きな喪失体験への準備になるのでしょうか。認知症のような慢性進行性疾患の場合、家族にとっての喪失体験は本人が旅立ったときの１回のみではなく、いくつものステップに分かれて何回か現れると思った」とも言った。

一方で、介護から解放されたからこそ、このようなことが言えるのではないか、といった声が介護に苦労している家族から聞こえてきそうである。しかし、介護という行為を、単に負担になって苦しいだけのものにはしてほしくない。わずかでも充実感や達成感、そして介護者自身の成長を感じてほしい（佐分２００８）[14]。多くの時間とエネルギーを費やした介護を、価値あるものとして受け止め、これからを生きていってほしいと思う。

（14）佐分厚子．日本の家族介護者研究における well-being の関連要因に関する文献レビュー．評論・社会科学．85: 83-114, 2008. http://doi.org/10.14988/pa.2017.0000012028.

補稿2　対話の題材

対話でどのような題材を扱うかを私は事前に考えない。話題（題材）は現在の日常の過ごし方についてのオープンクエスチョンから拾っている。本人の発言を起点としてまずは内容の選り好みをせず質問を重ねていく。どういった題材が対話において治療的に作用するかは話を進めてみないとわからないからである。一般に重大と思われるライフイベントも本人の関心の対象でないことも多い。一方、隣人から言われた一言が本人に致命的に作用していたこともある。

本人が「こんなことがあった」と言えば、私は「そのときはどんな気持ちでしたか？」と返し、「こんな気持ちがした」と言えば「何をしているときでしたか？」と返す。本人の気持ちの変化やそれと関連する行動や出来事について、気付きを促すところは一般的な精神科面接と変わらない。場合によって適応的な行動を私が提案することもあるが、それはまれなことである。適応的な対応を探すことより自分の感情や家族の想いに気付くことのほうが治療的だと私は考えるからである。

本人が少しでも前向きになるように、そして未来に希望をもてるようにと願って、傾聴している。確かに私は治療者として本人の想いが好ましい方向に変わることを願ってはいる。「前向きに考えたい」「明るい気持ちになりたい」という想いが本人の心のどこかにあると信じて傾聴している。しかしその方向へ誘導する質問や助言はしない。最終的に本人が自分から気付かなかったような考えは、本人の心に定着しないと思うからである。前向きな気持ちが自然に生じることを願いつつ、指導や助言を控えて傾聴に徹している。

認知症に伴う記憶障害のために診察が終われば対話内容など忘れてしまうと考える人がいるかもしれない。しかし、話題を忘れても本人の中に生じた感情は余韻を残しながら何らかの痕跡を残していると思われる。だからこそ治療者に対する態度が、面接のたびによい方向にも悪い方向にも変わり得るのだと考える。

高度の認知機能低下を有する人から「今まで私はあなたと何を話したか憶えていないけど、また話したいと思います。病院に来るたびに少しずつ明るい気持ちになってきましたから」と言われたことがある。こうした発言に手ごたえを感じる。認知症が中等度以上に進行しても、対話を通して好ましい感情、それは例えば、やさしさ、温かさ、懐かしさ、豊かさなどを再体験し、その余韻が残ることを期待して言葉を選ぶことが治療的対話になるのだと思う。

認知症の人の家族との対話 3

家族診察の意義

70歳の女性は、数年前に近くの医院でアルツハイマー型認知症と診断された。最近は「妄想」が見られるとのことで私の外来に紹介されてきた。精神療法と抗精神病薬の服用により「妄想」が消退したあと、抗精神病薬を中止しても再燃しなかったので終診を提案した。その娘との対話を示す。

治療者　お母様は、精神安定剤（抗精神病薬）を服用しなくても思い込み（妄想）は見られません。いったんここでこちらの通院に区切りをつけてもよいと思います。

娘　今後何かあったらどうしようか、どういうふうに考えるべきか家族は迷うのですが、やっぱり専門での話は全体を見ることができて、またここでしか相談できないこともあるので通院を続けられたらと思います。

治療者　ああ。

娘　さっき病気って話が出ましたけど、生活全体を視野に入れてどう過ごしていくのかが相談できるので。

治療者　ああ。

娘　私は非常に。

治療者　私の感覚では、その人が不便や不都合をどう取り扱うのか、病気とどう向き合うのかっていうことが大事で、その人が暮らしていくにあたって、病気にどんな意味があって、それでどれだけ困っていて、大したことがあるのか、それともないのかっていうことを考えられたらと思います。だからまあ、そうですね、おっしゃるように生活全体を視野に入れるっていうことになるんですかね。

娘　そうかも。

治療者　本人にとっての病気の意味もね。

娘　そうですね。

治療者　私がこだわるのはそこです。だって、ほとんどの高齢の方は二つ、三つ病気をもっていらっしゃるんでね。それぞれの病気とどう付き合うのかってことが大事です。それぞれの治療の優先順位とか、病気とともにどう暮らしていくか。

娘　そうそう。どう生きていくかってところで本人も家族も同じ方向を向くことができたらいいですね。

治療者　そう、そう、そうですね。

娘　月1で来るのは、私の安心、一番の安心材料になっているんです。

治療者　あんまり長く話せませんが、短時間でも、ふとこう、振り返る機会が家族だけでなかなかなければ、第三者が入って話すことで振り返りになるかもしれない。

娘　1カ月なら1カ月間の一緒に過ごした時間を、振り返ってOKなのか、ここは気を付けたほうがよいのかとか、その先へとつながる話をここで聞いて本来の生活に戻りたいんです。道標を確認しつつ先の見通しをなんとなく立てて進めていってという感じ。

治療者　わかりました。そうですね。来た道と行く末が視野に入っていると、何が起こるかわからないにしても、おおよそこんなもんだろうっていう覚悟ができるかもしれないですしね。

右記の面接の間、本人も横に座って話を聞いていた。本人はこの外来に来ることは気が進まなかった。私からご家族の安心のために付き合ってくださいと頼んだら苦笑いした。認知症というものが家族全体の問題であり、本人も家族も対等と考えるなら、本人が少々がまんして家族に合わせるところがあってもいいと考える。

定期的な対話の意味がここにもあると、この家族が教えてくれた。前回の受診からその日までの出来事を語り、自ら気付きを得て帰っていく。本人や家族にそうした場所と時間を提供するのも精神科医の役目かもしれない。第三者に向かって言語化することはそれだけでも洞察を深めるものだからである。

一緒に死のう

ある77歳の女性の臨床診断はアルツハイマー型認知症としていたが、認知機能の低下が進行性でないことや側頭葉内側の萎縮に左右差が顕著であることから嗜銀顆粒性認知症が疑われた。一方本人は「認知症」や「精神神経科」の診察を受け入れることができず、来院しても対話が弾まなかった。最近は娘だけが2カ月か3カ月に1度来院していた。

先月に兄と親友を続けて亡くした。兄は四人兄弟の中で一番の相談相手であった。親友とは最近でも頻繁に会い、お茶を飲んでいた。そんな兄と親友を立て続けに亡くしたのだから、悲しみは深かったに違いない。抗うつ薬が効く可能性がないわけではないが、薬物療法の対象とは考えにくかった。当然とも言える悲嘆に薬物で処することに私は躊躇した。この日は娘だけの来院であった。

娘　夜に「死にたい」「死にたい」って言うんです。

治療者　こたえるね。

娘　最近ずっとで。

治療者　お兄様のことがあってから。

娘　親友だった〇〇さんも亡くなられて。

治療者　そうですね。

娘　私もなんと言ってあげたらよいかわからなくて。

治療者　話を聞いているだけでつらくなります。

娘　それで、この前も夜中に「死にたい」ってずっと繰り返して。私も本当に困ってしまって、どうしようもなくて、それでつい「じゃあ一緒に死のう」って言ってしまったんです。

治療者　……。

娘　そしたら安心した顔で眠ってくれたんです。

治療者　あなたのひと言がお母様を救ったのでしょうね。

娘　孤独から?

治療者　絶望的なほどさみしかったのではないでしょうか。

娘　……。

治療者　やっとわかってもらったっていう。

「一緒に死のう」などという返答は家族に勧められるものではない。娘が母（本人）の悲しみを何とか理解しようとし、何とか受け止めようとしたときに図らずも出てしまった言葉だったのであろう。しかし母は誰にもわかってもらえなかった悲しみを、やっと娘がわかってくれたことで安堵したのではないであろうか。「一緒に死のう」と言ってもらったことで孤独から救われたのであろう。

介護者の気持ち

治療者　認知症だとあなたの気持ちは理解できないかしら？

夫　そんなことはないと思います。

治療者　だったらお互いの気持ちを伝えあえたらいいですね。

夫　話せるかな？

治療者　あなたが？　それとも奥様が？

夫　私がです。

介護の自律性

自律性のある介護を行うためには、専門職の意見に添うだけでなく、自分の介護を自ら客観視することが必要であろう。また、自分自身で考えることも必要となる。結果的にそれは心理的な介護負担の軽減にもつながるのではないであろうか。

次に示すのは若年性認知症の母を介護する娘との対話である。母は62歳で発症したのち、4年が経過していた。娘は41歳であった。

娘　嚥下の講座があるから行ってみればって、教えてくれた友達もいます。

治療者　いいですね。でも忙しいのにたいへんじゃないですか?

娘　その先生の本を読んだり講座に出て直接会って話したりして勉強になりました。私自身は何も知識がないけど、こうして診察で先生からいろいろうかがったり、母を支えてくださる理学療法士の人や、デイケアの人の一言もあるので、それがなかったら全然違ったと思います。もう発想も何もかも。たくさんの出会いがあって続いてるんだと思います。

治療者　そこがあなたのすごいところ。でも、いろんな人が言ってることって一致しないでしょ？

娘　振り返ってみるとそうかも。

治療者　相談に乗ったり助言したりしてくれる人の考えをあなたは吸収して消化しているんです。そうでなければ、例えば車椅子を使ったほうがいいか悪いかとか、結論だけを求めてしまう。結論が同じでも理由は違ったりするでしょ。理由が一貫していないと治療もケアもトンチンカンになる。それを考えないと、いつまでたっても誰かの言いなりの介護になってしまう。

娘　そうかもしれません。

治療者　結論までの考え方の違いを理解できるかどうかが、その後の介護を左右すると思うのです。偉そうに言いますけど、だからあなたのケアは成熟し続けているんだと思います。

娘　そんな大それた……。

治療者　知識の断片や結論は大事じゃないと思います。人が言う通りに介護してもうまくいったことないでしょ？

娘　確かに。

治療者　結論だけ見てたら馬鹿らしいでしょ（笑）。

娘　そうですか。

治療者　あなたは、人の意見でも、自分の考え方に合わないものをちゃんと外して自分の中の方針というか、姿勢のようなもので筋を通してるんです、きっと。

娘　うん。言われてみたら確かに外してる。

治療者　あなたがこうしたほうがいいと漠然と感じているけど決心がつかないときもある。でもちゃんと自分の考えで人の意見を利用するかどうか決めていると思う。

娘　ああ、なんか、いやあ、そんな大それたものではなくて（笑）、でも、多分そうかもしれません。考え方として惹かれるものは取り入れてるんでしょうね。

治療者　自分の考えに合うものを取り入れるのが大事だと思います。お母様の気持ちを解釈したうえで、あなたの考えに基づいて助言を取捨選択するからお母様のサポートに一貫性が出る。ケアは技術も大事だけど、大切なのは相手の気持ちを大切にすること。あなたの考えのもと一貫したやり方になってる。だからあなたのケアはプロのケアよりちょくちょくいい結果を出すんだと思います。

娘　知らず知らずにしていましたけど、今のやり方でいいんですね？

治療者　ダメな人は本人の気持ちに添っているかどうかより、有名な先生の言うやり方をその都度

娘　取り入れて本人をあてはめようとするから（笑）。無理なことになっちゃう。
（笑）。

治療者　あなたは自分の中で、本人の気持ちをどういうふうに尊重したいのかを考えて、それに合う方法を選んでいる。合わなければ有名な先生の助言でも聞かない。本人の気持ちと自分の気持ちに逆らわないで助言を選び、選択していくから、あなた自身の中に矛盾はない。お母様も自分の気持ちの尊重の仕方が一貫しているから委ねやすいのだと思う。

娘　そうだったら嬉しいですけど、でも褒められすぎ。

私は娘の自分の考えに基づいて介護を試行錯誤する取り組みの姿勢に最大限の敬意を払っていた。そうした態度を支えることは認知症の本人の生活の質を高めるだけでなく、介護者の生活の質をも高めるものと考える。

明日を考える?

家族介護者の中には、介護ができるのは自分しかいないと自身の生活のすべてを犠牲にする人がいる。しかしそれは視野を狭め介護の優先順位を誤り、結果として本人も家族も追い込まれることになると考える。

介護者は自分自身の生活を見失ってはいけないと考える。随時、自分の気持ちを振り返り、介護していない時間の過ごし方を考えることが必要である。客観的に自分を振り返ることで、あらためて多くの気付きが得られるのではないか。

次に示すのは中等度（FAST：5）のアルツハイマー型認知症の母を介護する55歳の娘との対話である。この日、本人（母）は膝の痛みのために整形外科を受診することになり、娘だけが私を受診した。

治療者　もしお母様の介護がなかったら、あなたは今何をしているでしょうかね?

娘　旅行はすごくしたい。で、旅の番組をテレビとかBS（衛星放送）とかでやっているんで見たいんですけど、本とかも読む時間もなくて図書館に行く時間もなくなっていますから、たまにインターネットとかを見たりしますけど、何年も、どこにも行っていないです。

治療者　なかなか行けないですかね？

娘　行くことなんて全然考えなかった。

治療者　誰か家族や親戚の人にケアを代わってもらって（笑）。

娘　まったく考えたことなかったです。旅行なんて。

治療者　実際に行くのは難しいでしょうか？

娘　母が家にいますからね。

治療者　もし、状況が変わって、行けることになったら一人で行くんですか？

娘　全然平気ですね、一人で。はい、私、英語しゃべるので。

治療者　お友達と行くのもいいのではありませんか。いろいろおしゃべりして。

娘　一緒に行こうって言ってくれてる子は何人かいます。

治療者　そういう人と一緒に行くのはどうでしょう。なぜって、今のうちに慣れておいたら、自分が認知症になったときにその人たちが連れていってくれるかもしれない（笑）。

娘　なるほどね。

治療者　行って、美味しいもの食べたり、いい景色を見て、ああいいわって思ったりするのは、認知症が進んでもできますから。ただ、計画を立てたり、電車を乗り換えたり、空港で手続きしたりするのは助けてもらわないと難しくなるかもしれない。そのときのためにいいかな。まあお友達とどっちが先に（認知症に）なるかわからないですけど。

娘　似たような年齢ですから（笑）。

治療者　そう。お友達がなったらサポートしてあげて一緒に行く。で、自分がなったらお友達に助けてもらって行くといい。

娘　素敵です、本当に。行きたいところがいっぱいあります。

治療者　それは、だから、ちゃんとお友達と認知症になったときのことも含めて……。

娘　なるほど。やってみます。相談してみます。まめな後輩がいるので。

治療者　後輩は年が下でしょうから、あなたがなって面倒みてもらえる可能性が高い（笑）。

娘　後輩は独身貴族なんで、はい。

治療者　もしお母様が施設に入ることになったら、行けますね。

娘　そうですね。

治療者　施設に入るまでホントに行けないかな。

娘　どうですかね。

治療者　行きたいところのリストを作って考えておくのはいいでしょ。あなたには、あなたの人生をちゃんと考えてほしい。お母様もそれをきっと望むと思います。

私はよく本人に「認知症になっていなかったら、今何をしているでしょうか」と問い、家族にも「介護をしていなかったら、今何をしているでしょうか」と問う。その答えを聞いて「それは、今でもできることですね」、「状況が、どう変わったら、始められますか？」「今のうちから準備をしませんか？」などと投げかける。

右記の対話ののちに、母は4日間のショートステイを利用し、その間に娘は後輩と国内旅行をした。そして旅行後の介護では母との時間が新鮮に感じられたと話してくれた。

介護は容易ではなく自分のことをする時間などないかもしれないが、いつか実現したいと考えていることに想いを馳せるだけでも意味があると考える。いつ行けるか日取りは決められなくても具体的な旅程を考えることはできる。自分の生活を、介護だけにしてほしくない。

過保護ですか

79歳の女性の診断はアルツハイマー型認知症であった。その娘との対話を示す。

娘　ヘルパーをお願いしようと思っているのですが母は嫌がっていて。

治療者　お母様は一人暮らしになって間もないので、しばらく一人でやれるところまでやってみるのもいいかもしれない。そしたらいろいろ困ることが出てくる。そしたらお母様なりに考えるかもしれない。少し困ってもらってからのほうが踏ん切りがつくかもしれません。

娘　……。

治療者　周りが先回りして本人が納得しないうちに話が進んでしまうより、本人が迷い困る時間があったほうがいい場合もあるのではないかと思います。その間に転んだり火事になってしまったりして私に責任をとれって言われても困りますけど。

娘　そんなことは言いません（笑）。

治療者　本人が嫌がっているなら、家でいろいろ不便があったり困ったりすることの責任を本人が

娘

とってもいいんじゃないかな？

私は過保護なんですか？

次の段階に進むためには、家族にある種の残酷さも必要なのではないだろうか。

本人のため

ある77歳の女性は、半年前に中等度のアルツハイマー型認知症と診断された。

その日の診察は本人が不在で、同居している長男の妻と隣町に住む娘が来院した（長男の妻の言葉には「長男妻」、長男の妻、娘の二人の言葉には「長男妻娘」と記す）。

長男妻　予約（の日）と違ってすみません。

治療者　今日は混んでいてあまり時間が取れそうにありませんが。

長男妻　はい。……デイケアに行ってくれなくて困ってまして。

治療者　行くことが前提なんですね（笑）。

長男妻　……。

治療者　行ったほうがいいというのはあなたの意見ですか？

長男妻　いいえ、父（本人の夫）もケアマネさんもヘルパーさんも、それから内科の先生も行ったほうがいいって言っています。

治療者　聞き方が悪かったですね。デイケアに行ったほうがいいっていうのは本人の意見ではないですね？

長男妻　本人？　いいえ、母は認知症ですから。

治療者　お母様はデイケアって言われても、どういうところか想像がつかないでしょう。どういうところかわからないから拒否しているのかもしれない。行ってみたら意外によかったっていうことになるかもしれない。確かにそういう人もいないわけではない。

長男妻　そう思います。

治療者　あなたはデイケアを見学したことがありますか？

長男妻娘　……。

治療者　(「あなたは自分が見たこともないものを人に勧めるのですか」と言いかけてやめた。）ホントは行きたくないけど、がまんして行っている人もいます。コロナの流行でデイケアが中断して喜んだ人もいます。これでやっと嫌なところに行かなくてすむって（笑）。

長男妻娘　……。

治療者　例えばの話ですが、あなたは自分が行きたくないところに連れて行かれたことはありますか？

長男妻娘　……。

治療者　子供の頃、行きたくないのに病院に連れて行かれたかもしれない。でもあとになって病気が治ってよかったと思える。あとからお母さんやお父さんが痛くしてごめんねって謝ってくれたでしょう。

長男妻娘　……。

治療者　今かりに、お母様がデイケアに連れて行かれてがまんして通うことになったとします。続けているうちに、これはいいことだったって、いずれお母様がわかってくれると思いますか？　そしてあとであなたが謝るつもりなら、それでもよいかもしれない。でもそうでないなら、ただお母様が嫌なことをさせられるだけになってしまう。

長男妻娘　……。

治療者　私はお母様のことをまだ十分に理解していませんが、子供を立派に育て、ご家族を支え、ずっと家を守ってきた。それは価値あることでしょ。そんな価値ある人生を送ったお母様にそのデイケアが相応しいのかなって疑問に思ってしまう。

長男妻娘　……。

治療者　（長男の妻に）あなたがほかのご家族との間に立たされているかもしれないけど、家に帰ったら「病院でデイケアの話になったら、先生から無理やり行かせるのはどうかなって言われちゃった」って相談してくれませんか？（娘に）娘さんも。

長男妻娘　……。

治療者　（娘に）みなさんでお母様のこれからの人生をどういうふうに送ってもらったらいいのかって考えてほしいのです。お母様にこの家族の一員でよかったって思ってほしいじゃないですか。もし今お母様がデイケアに行くとしたら、好きで行くのではなくてがまんして行くことになることを家族みんなが理解すれば、行くという結論ありきでなくなると思います。

長男妻娘　……。

治療者　……でもその仕事はあなた（長男の妻）の仕事ではないかな、娘さんか息子さんの仕事かな。お二人も忙しいだろうけど。

長男妻娘　……。

治療者　結果として、やっぱり強引にでもデイケアに行かせざるを得ないってことになっても、やむを得ないと思います。それぞれの事情だから。でも通所ありきではなくお母様の気持ちを汲んでみてほしい。

娘　……話してみます。

治療者　ぜひ。家族がお母様の気持ちを考えるようになったらお母様も家族がわかってくれたって感じて、逆に家族に迷惑をかけないようにって、デイケアに行くことを考えるかもしれない。

娘　本当は自分のために行ってほしいのですが。

治療者　自分のため……(苦笑い)。

治療者の一方的な話になってしまい対話にならなかった。しかし、長男の妻と娘は私をじっとみつめて話を聞いていた。診察室で二人が言葉を交わすことはなかったが目配せをする様子からお互いを信頼していると感じられた。ケアの主導権はこの二人が担っていると思われ、この二人が変わることで家族全体が変わると期待された。

認知症の人の甘え

79歳のアルツハイマー型認知症の夫を妻が介護していた。それを、結婚して近所に住む娘が手伝っていた。娘との対話を示す。

娘　ケアマネさんとかがね、(父を) 叱ってはいけないって言うんです。認知症だから。
治療者　ああ、そういうことよく言いますよね。
娘　でも先生おかしいと思いません？　父はもともと亭主関白で家では縦のものを横にもしなかったんですけど、今は仕事を辞めたんだから母ばかりが家の中のことをするのはおかしいと思うんです。
治療者　そうか、そうですね、それは認知症とは別ですよね。
娘　先生も過保護はいけないって言ってましたでしょ？
治療者　(笑) 確かに。
娘　父は認知症ですけど、軽いって言ってましたよね？

治療者　そうですね。認知機能低下は軽度ですね。意欲低下とか、自発性の低下などの症状がかぶっている場合はまた別ですけど……。

娘　そういうこともあるんですか？

治療者　でもお父様は釣りの道具を出してきたりして。

娘　はい。

治療者　だったら家の中のこともやってもらったらいい（笑）。

娘　いいんですか。

治療者　認知症だからといって何から何まで区別しなくていいと思います。もし認知症でなかったら（高齢者）施設も選択肢ですか？　それなら施設もありかな、本人との相談だけど（笑）。

娘　いいんですか？

治療者　認知症の人も対等だって考えればね。症状でできないなら仕方ないけど。家の簡単なことくらいはできるでしょうから。やるように言っていいと思います。

娘　特別扱いはおかしいですものね。

治療者　そう、よく過保護にされるんです。そのくらいの能力は十分ありますね。

娘　父は認知症をいいことに、それを利用しているかも（笑）。

治療者　そこまではどうかわからないけれど。

娘　いや、きっと考えてます（笑）。

治療者　認知症を別にしたら、お父様へのお気持ちってどうなんでしょう？

娘　どうって？

治療者　もし認知症でなかったらって考えると。

娘　母はあまり一緒にいたくないでしょうね。

治療者　今度私からも聞いてみます（笑）。でもお母様はがまんしている？　病気だからって？

娘　そういうところあります。

治療者　はっきり言っていいですか？

娘　はい。

治療者　認知症でなければ施設に入ってほしいですか？

娘　はい、正直に言うと。これまでの母の苦労を考えると、私は何度離婚を勧めたかわからない。母ももうホントに十二分苦労してきましたから。

治療者　病気じゃなかったら施設に入ってもらっている？

娘　認知症でなかったら離婚しているかも。私も結婚して両親からは独立しましたから。私のことは関係なく二人の人生として決めていい。

治療者　病気じゃなかったら離婚か施設ということ？

娘　たぶん。

治療者　じゃあ、離婚も施設もありかな？

娘　認知症だから面倒みないといけないっていうのは、おかしいですものね。

治療者　認知症だから施設に入るというのは違和感がありますけど、認知症だろうが認知症でなかろうが、施設に入ってほしいというなら、認知症ということで逆差別をする必要もないということになる。

娘　……。

治療者　認知症以外の理由で施設入所の良し悪しを考えられる？

娘　なんだか楽になれました。でも認知症だと実際のところ離婚や施設は難しいかも。

治療者　親戚の目があるから？

娘　兄弟ですかね。父の弟とか、姉とか。

治療者　ここで話して楽になって、また一緒に暮らしていくのかな（笑）。

娘　いや、確かに施設が私の選択肢に入りました。

治療者　お父様の場合は、認知症は別にしてお母様とお父様がそれぞれどれだけ一緒に暮らしたいかどうかで考えていいのではないかと思います。お母様の人生ですし。ただお母様が将来後悔したりするのであれば話は別ですけど。

同席していた研修医は、私と娘が協力して本人を家から追い出そうとしていると感じたようであった。私が娘や妻に寄りすぎていると感じたのであろう。研修医は今までのこの家族の経緯を知らないが、私はもう一度本人の考えや気持ちを聴かなければならないと思った。

また研修医は「やっていないこと」を、「できないこと」や「やろうとしないこと」と区別しないといけないと思ったと言った。その通りだと思った。

損する覚悟

本人（夫）は71歳で、アルツハイマー型認知症と診断を受けたのは3年ほど前であった。妻は一度離婚を経験し、女手ひとつで三人の娘を育て上げたあと、50歳を過ぎてからこの夫（当時55歳）と再婚した。妻との対話を示す。

治療者　「お金とか心配で持たせられない」ってよく言うでしょ。
妻　うちは持たせてるんですよ。
治療者　あ、いいですね。みんなけっこう、過保護になってしまう。
妻　でもやっぱり私も心配で。けっこう無駄遣いもしているの。同じものを買ってきますし。
治療者　でも、いいのですね？
妻　本人が稼いだお金ですし。
治療者　ホント、いいですね。そうはなかなか思えない。
妻　でも、そろそろ難しいかな。

治療者　本人には悪いけど安全弁が必要になってきた？

妻　カードは難しいかな。

治療者　本人はどうかな？　損していいとは思っていないよね。損はしたくないと思っていますよね、ご主人の性格からして。

妻　それはそう。

治療者　じゃあ、損したことは悔しいんじゃないかな？

妻　たぶん、でもショックを受けるから言ってない。

治療者　言ってないの？　それ、過保護じゃないですか？

妻　そうなんですか？　……そうですかね。

治療者　無駄遣いするご主人を許すのは上から目線のような気がする。ご主人と一緒に損したことを悔しがらないと。そして損しない方法をご主人と相談するのがいいのではないでしょうか。その上で、本人がカードを止めるって言ったら、それも判断ですし。損しても続けたいって言ったらそれも判断ですし。

妻　そうですね、隠すのはよくないですね。

治療者　そう、夫婦だから。でもやっぱり奥様は立派。ホントに。みなさんは本人の気持ちを考える前にお金が無駄になる心配しちゃうから。

妻　そうでもないですよ（笑）。

本人はこの妻との暮らしで幸せだと思った。妻はより大きな損失の覚悟もできているように感じられた。妻が「そろそろ難しいかな」と言ったのは、大きな損失を避けられないという意味ではなく、損失によって本人が傷つくことが心配だったのではないだろうか。

変われる家族もいる

ある72歳の男性は軽度認知障害（MCI）の診断で3カ月に1度通院していた。その妻は「最近は失敗ばかりです」「また悪くなりました」と受診のたびに繰り返した。初診から1年後の神経心理検査では成績の低下はわずかなもので、有意な悪化とは思えなかった。妻との対話を示す。

治療者　やはりもの忘れを目の当たりにするとね。
妻　それはもう。
治療者　悪くなっている？
妻　すごく。
治療者　これが先週の（検査）結果です。1年前と比べて少し下がっていますが。
妻　やっぱり。
治療者　その日の体調でも結果は変わりますし、生活に変化が出るほどの低下ではないと思います。

ごくわずかな変化です。

妻　成績はそれでも悪くなっています。

治療者　初診から1年ですが、できることはあまり変わっていないのではないでしょうか？

妻　もの忘れはどんどん増えています。

治療者　ご主人のしている日課や家事手伝いの中で、できていることに目を向けてもらえるといいのですが。

妻　……。

治療者　以前からご主人が続けていることはけっこうできているのではないですか？

妻　動作はのろくなりましたし、失敗も増えています。

治療者　年を取れば誰でもスピードは下がるでしょう。若い頃と同じように階段を駆け上がれないのと同じです。

妻　悪くなっていることに違いはないです。

治療者　今、ご本人に必要なことは、自信を失わないことです。日課や家のことに消極的にならないこと。

妻　なったら困ります。

治療者　そのためにも周囲が失敗に敏感でないほうがいい。見て見ぬふりをするくらいがいいです。ご本人はこの頑張らなければならない状況をストレスに感じているのではないでしょうか。

(間があって)

治療者　……奥様と私の見方がずいぶん違いますが、そこはおわかりになりますか?

妻　……。

治療者　私はあまり進行していると思いませんが、奥様は進行していると思っている。

妻　いいえ、先生のおっしゃることはわかります。私も本当の認知症だとは思っていません。

治療者　(?)

妻　本当の認知症になったらどうしようかと。

治療者　それで心配している?　頑張って心配すれば認知症にならないと?

妻　できることは何かないかって。

治療者　周囲の心配が本人に伝わることで本人が自信をなくす可能性があります。

妻　……。

治療者　何かすることで(認知症に)ならないというわけではないんです。進行が止まるわけではない。

妻　進行を遅らせるという……。

治療者　もの忘れのように脳の変化から直接起こる症状の進行は変わりません。

妻　変わらない？

治療者　そうです。しても、しなくてもね。家事の手伝いや余暇活動などの日課は継続できる可能性は十分ありますが、もの忘れはゆっくり進んでいくものです。

妻　……。

治療者　心配をご本人に向けないようにすることはできませんか？

妻　……。

治療者　どうしましょう。

妻　はい？

治療者　奥様の心配に対して、私はもうこれ以上はお役に立てそうもありません。

妻　……。

治療者　今の私の力では奥様の不安を和らげることは難しい。

妻　……。

治療者　ご本人のそばでとても心配されるので、心配がご本人に伝わってしまうと……。
本人　もう伝わっています（苦笑い）。
治療者　自信を失ったり落ち込んだりしないように、これからもご本人を私は支えるつもりですが、奥様は、しばらく診察には同席しなくてけっこうです。ご自宅でも失敗やもの忘れは見て見ぬふりをしてください。
妻　でも先日、浜松町（病院の最寄り駅）から病院までの道で迷ってしまい、予約に遅れました。一人で行くと家を出ましたが、私に電話があったときは予約時間を過ぎていました。
治療者　でも結果的には病院までいらっしゃいました。連れてくるのではなく来られると信じて応援してください。私の外来は遅れても大丈夫です。私の診察時間に遅れてもほかの先生が薬などは出してくれます。私の診察をすっぽかす心配より、本人が周りから信じてもらえて挑戦していることのほうが意味があります。どうしてもご心配なら病院までついてきていただいてもいい。しかし診察は本人だけです。
妻　夫だけでは家での様子を説明できないと思います。
治療者　今のご主人なら困ったときに奥様に相談することはできるでしょう。奥様はしばらくがまんしてくださいますか？　奥様はご自分の本来の生活を思い出したほうがいい。

妻　はあ。

治療者　もし奥様が、ご自分の不安を抑えて、もの忘れをするご主人の気持ちにどのように付き合うのがよいか考えてみようという気持ちになったら、そのときは同席してください。それまではご本人だけでいいでしょう。

妻　……。

少々乱暴な面接になった。「いくら心配しても認知症になるときはなるし、進行するときは進行する」そう妻に告げ、診察は本人と一対一で行うことにした。家族が診察を希望するときには本人とは別に会うことにした。症状に巻き込まれて本人に過干渉する家族は本人から離すしかないと考えるからである。

妻が半年ほどして診察に同席したとき、以前と違って本人と私とのやり取りを黙って聞いていた。診察の終わりに、最近の夫の表情が明るくなったと妻は言った。私は本人が変わったとは思わなかった。妻が変わり始めたのだと思った。

しかし、妻との対話をこうして振り返ってみると、妻の「進行するのではないか」という不安に、初期治療の段階から私が共感できていたら、もっと早く妻の精神的安定が得られていたかもしれないと思う。

眉間の皺

84歳のアルツハイマー型認知症の男性は、体調を理由にして外来の予約に来ないことが多かった。普段は娘が受診していたが、その日は孫が代理で来院した。

治療者　ええと、ご本人の……。
孫　孫です。本人の娘の長男です。今日は祖母も母も来れないので。
治療者　学生さん？
孫　大学行ってます。
治療者　授業は？　ないの？
孫　実験は午後だから。
治療者　そう。おじいちゃん変わりない？
孫　昨日会いましたけど元気でした。
治療者　病名は聞いてますか？

孫　アルツハイマー病。
治療者　といいますか、アルツハイマー型認知症。
孫　違うんですか？
治療者　脳の異常がアルツハイマー病かどうか（アミロイドが陽性か否か）まだ確認できていないときは、アルツハイマー型って呼んでいます。
孫　へえ。
治療者　じゃあ、これ処方箋と予約票。このファイルのまま会計窓口に出せばいいから。
孫　はい。
治療者　ところで、今のおじいちゃんて、あなたからどんなふうに見えるのかな？
孫　……。
治療者　聞き方が悪かった？　前のおじいちゃんと今のおじいちゃんとで、どこか違う感じする？
孫　あまり変わらないかな。
治療者　おじいちゃんと話する？
孫　ときどき。
治療者　どんな話するの？

孫　庭木の話とか。

治療者　そういうおじいちゃんの話にちゃんと付き合ってあげて偉いね。

孫　面白いです。僕、農学部なので。

治療者　そうなの。

孫　植物って面倒をみる人によって性質も変わってくるとか、おじいちゃんの話は面白いんです。

治療者　で、おじいちゃんもの忘れするんです。

孫　知ってます。アルツハイマーだからね。

治療者　それで年齢の割に進行が速いの。

孫　そうですか。

治療者　おじいちゃんの年齢だともっとゆっくりでもいいと思うんだけど。

孫　そうなんですね。

治療者　そう。でもほかのところはあまり変わらないよね。

孫　そうですね。

治療者　アルツハイマーでも人は変わらないって周りの人にも教えてあげてね。

孫　はい。

治療者　君から見ておじいちゃん困ってる？

孫　いや、あんまり。でもおばあちゃんとか母とかが叱ると悲しそう。

治療者　そうだね、励ましてあげられるかな？

孫　わかりました。

治療者　君が励ますと、おばあちゃんやお母さんよりおじいちゃんを元気にできると思う。

孫　そうですか？

治療者　おじいちゃんは自信をなくしていることを表には出さないけど、心の中では戦っているのではないかな。

孫　そうなんですね。

治療者　だから、みんなで励ましてあげられたらいいけど、いつもそばにいる人は難しい。

孫　母にその余裕はないと思います。おばあちゃんも体は弱いので家の中のことは全部母だから。母は苦労が重なると眉間の皺が増えるんです。今は皺が多い。

治療者　「おじいちゃんのことをわかってあげなさい」って言っても無理かな？

孫　たぶん。

治療者　そうしたらあなたはおじいちゃんを励ますよりお母さんを励ましてあげたほうがいいかな。

孫　……。

治療者　お母さんの仕事で代わりにできることない？

孫　小さなことならあるかもしれません。

治療者　それをやってあげてくれる？　眉間の皺が減るように。

孫　はい。

治療者　それから、もうひとつ、今のうちに、おじいちゃんとの思い出をたくさん作っておいてほしいの。

孫　……？

治療者　君のためじゃなくて、おじいちゃんのため。

孫　おじいちゃん忘れちゃうけどね。

治療者　でも楽しい時間のあとはいい顔してるでしょ。

孫　そうかな？

治療者　今度よく見ておいて。楽しいことのあとは何が楽しかったか言えなくても、楽しい気持ちが続く時間の長さは認知症になっても変わらないの。そういう研究もあるんだ。

孫　ちゃんとした論文？

治療者　そう。

孫　そうなんですね。

治療者　嫌なことがあると、そのあとは表情悪くない？

孫　半日くらい暗い。

治療者　忘れてないでしょ。その反対も同じことだから。

孫　そうですね。あ、僕、もう行かないと。

治療者　そう、じゃあ、また来てくれる？

孫　僕は今日だけです。次は母が来ます。

治療者　そう……。

私はこのお孫さんを通して本人の妻や娘を支えたいと思った。

夫の想い

87歳の主婦だった女性は、82歳で夫を亡くしたのちに認知症の症状が目立つようになった。娘を伴ってもの忘れ外来を受診した。診断は中等度のアルツハイマー型認知症であった。83歳から娘夫婦と同居していた。その頃から、徐々に本人の生活動作能力が低下し、排泄の失敗も増えていた。そして最近になって娘はそろそろ在宅生活が難しいのではないかと感じていた。一方、同居を始めて間もなく娘の夫にがんが見つかり、急激に悪化して亡くなった。娘との対話を示す。

治療者　本当に介護を頑張っていらっしゃって感心しているのですが、それはやはり娘としての責任感のようなものもあるのですか？
娘　自分のためもあります。
治療者　自分のため？
娘　介護せずに自分のことばかりしていたら後悔するかもしれない。

治療者　なるほど。

娘　自分のこれからのためにこっち（介護）をある程度しっかりやって、これ以上は無理だって思ったところで線を引いて次は自分のことを考える……みたいな。

治療者　お母様とあなたのお互いのため？

娘　そういうことになりますね。

治療者　自分でも頑張っているという手ごたえを感じていらっしゃるのではないですか？

娘　どうかな。

治療者　今、在宅介護を止めたら悔いが残るでしょうか？

娘　いや、もうそれなりにやってきた感じはあります。

治療者　それはよかったです。

娘　でも家での介護がこんな状況になってしまっては、母も望んではいないかもしれません。

治療者　お母様としては、そんなに苦しい思いをしてまで面倒みてもらっても困るというような、そういうことですか？

娘　そう。

治療者　お母様の性格からしても。

娘　たぶんね。

〈中略〉

娘　母は「子供の世話になんかなるもんじゃない」みたいな発想だったんですが父を亡くして少ししたら「困った、困った」「どうしたらいいの?」「一人でいるなんて」とか言う電話を毎日私のところにするようになって。

治療者　それまではお父様が助けていたのでしょうか。お父様も認知症だとわかっていたんでしょうか?

娘　わかっていたかどうかわかりませんが、自分が助けてあげないと一人で暮らせないとは思っていたと思います。父は天国で母を見て、さぞかし心配だろうなって、家の中のことは全部父がやっていたから。先に逝っちゃって一人残しちゃって、後ろ髪引かれる想いって言うか、そういうの想っているだろうなって。

治療者　……。

娘　そんなとき私の夫が、ちょっとちゃんと助けてあげたらって言ってくれたんです。あれは私としては神の声でしたね。あの一言は私を変えました。夫は自分のお父さんの具合が悪いときに海外に留学していてお父さんの最期に会っていないんです。そのことがあったからかもしれません。私に自分の母の面倒をちゃんとみてほしいと言ったんです。

治療者　あなたの介護は、お父様の想いとご主人の想いが重なって。

娘　どうかな、父はあまり関係ない気がする。夫ですかね。一緒に暮らそうって言ってくれた夫の気持ちに報いないといけないということですかね。

治療者　同居はご主人が言ってくれたのですか？

娘　同居に踏み切った彼の想いを私が受け取った感じ。

治療者　ご主人が亡くなられて。

娘　私の？

治療者　そう。

娘　2年、膵臓がんで。

治療者　（介護は）まだやり遂げていない感じなんですか？

娘　もう十分やり遂げたでしょうか。夫もご苦労様って言ってくれるかもしれません。

治療者　あなたがこれ以上苦労することを、亡くなったご主人が望んでいるのかなとも考えます。

娘　そうかも。

治療者　まずは、お母様と話さなければいけませんね。お母様がどう考えているか、今の生活を。

娘　介護保険のサービスは使えるだけ使っていますから、次にいくとしたら施設を考えることになる。母は考えるかな？

治療者　お母様はお考えになれると思います。きっとちゃんと考えられると思います。

娘　いや、母にこのことを持ち出すと「おまえがそう言うなら」って言っちゃいそうで。

治療者　自分のこととして考えてくれない？　昔の人はそうかもしれませんね。

娘　母への聞き方が難しい。

治療者　お母様があなたのことばかり考えちゃうなら、あなたが代理で判断することになる。子供たち（孫）なんかの意見も聞いて決めるしかないと思います。いろいろな人の意見を聞いてメリットとデメリットを考えながら。そして決まったらお母様に提案するような。

娘　大丈夫、先生から言われなくても。だって、最近でも診察で話したことは全部本人に話してるんです。今日の診察のことも話します。

この娘にとって母を介護することは亡くした夫の願いをかなえることであり、夫とともに介護していることを意味していた。夫を偲ぶことにもなっていたのかもしれない。

介護に没頭するうちに自分を見失う家族は少なくない。自分にとっての介護の意味を考え確認し続けることは、介護者としての生活の質を維持することにつながるものと思われる。

補稿3　対話の到達点

対話の最中は認知症の人も私もその日の到達点がどこにあるかわからない。しかし、治療者と本人の発言が一定の方向を向くようになると、到達点が近づいてきたことを感じる。結論には至っておらずいくつかの選択肢が残されている状況でも、そのいずれもが本人にとって無理のないものに思えたら私はそこで話のまとめに入っていく。具体的な行動目標を到達点とは考えない。興味・関心の方向や、考え方のようなものが定まってくればそれで十分と考える。あとは本人の中でゆっくりと時間をかけて自然に形が出来上がっていくと思われる。

限られた診療時間で急かして具体的な目標を定めても、些細なきっかけで揺れ動くであろう。あとになって新たな目標を思いつくこともあるかもしれない。それが本人の気持ちの延長線上にあるならそれでよいのである。そもそも目標というものは修正されながら徐々に本人にしっくり合ったものになっていくであろうから。

対話の終わりにいつも感じることは、認知症だからといって特別ではないということであった。認知症でない人と同様に哀しみや優しさに満ちた人生を生きていた。その断片が対話に表れていた。対話が到達点に近づく頃には、私は治療者としての歩みを緩めて本人を見送るような気持ちになった。本人の後ろ姿を見る気持ちであった。役目を一定程度果たした気持ちであった。

治療者の役割とはそのようなものなのであろう。なぜなら精神療法における治療者は指導者ではなく伴走者なのだから。見送ったときに、初めてその日の到達点がそこにあったことを私たち二人は知るのである。

認知症の人の家族との対話 4

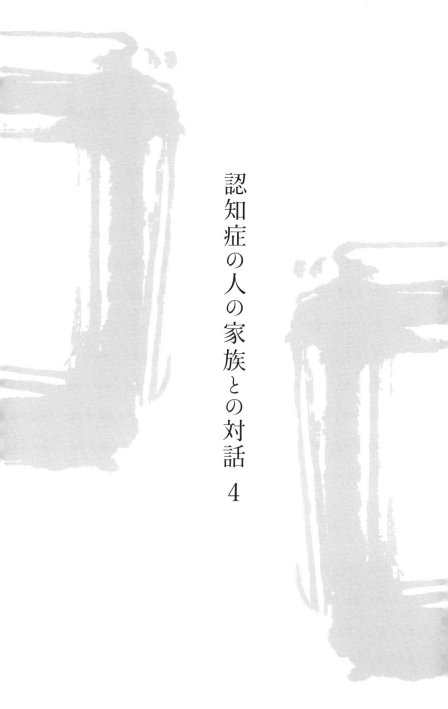

施設入所

72歳の男性がもの忘れをかかりつけ医に相談し、コリンエステラーゼ阻害薬の処方が始まったのは3年前であった。認知症はすでに中等度に進行していた。最近は排泄の失敗が増え、家族は自宅の介護に限界を感じ施設への入所を考え始めていた。しかし、家族はなかなか本人に切り出せなかった。

ケアマネジャーから一度専門医に診てもらったほうがいいと勧められ、私の外来を受診した。診断はアルツハイマー型認知症で身体合併症や精神症状は見られなかった。診察が終わって本人が退室したのちに、息子と娘がもう少し話をしたいと診察室に残った（娘、息子の二人の言葉には娘息子と記す）。

治療者　正直なところ（施設入所は）家族の安心のためもありますか？

娘　（日中が）一人なので何か起こったらいけないと心配してのことです。本人のためと思いましまして。

治療者　それもありますね。でももし本人が「ケガをして困るのは私で、どこで暮らそうと子供には関係ない」って言ったらどうしましょ？　まあ、あのお父様はそのようなことは言いそうもありませんけど。

息子　本人がどう考えているかっていうことですね？

治療者　そう。お父様に施設の話をしたらどう受け止めるか想像していました。もし姥捨山みたいに思ったら……。

娘　嫌だわ。

息子　そうは思わないと思いますけど。

娘　かりにそう思っても父は受け入れてしまいそうで怖いわ。

治療者　お互いの想いを理解する機会があるといいのですが。……入所するとかしないとか、そういうことは一旦置いておいて。

娘息子　……。

治療者　お父様には何から話しましょうか？

娘　父が生活で困っていることがないか聞いたらいいですか？

治療者　それもいいですね。それと今の生活のよいところも聞いておかなくてはなりませんね。そ

　れを聞いたからって今の生活への未練が高まるとか、そういうことはないと思います。むしろ今後気持ちを整理するときが来るなら、それは必要なことです。

娘息子　……。

治療者　あなたたちとお父様との関係を私はまだ把握できていませんが、お父様はあなたたちを信頼していると思います。あなたたちの意見ならどんな意見でもお父様は受け入れるように思います。子供が自分のことを思ってくれたんだって。

娘息子　……。

治療者　もしかしたら、あなたたちがお父様を信頼する気持ちより、お父様があなたたちを信頼する気持ちのほうが強いんじゃないかな。お父様をいかに納得させるかということより、あなたたちの正直な気持ちをお父様に伝えることのほうが大切だと思います。一見して穏やかに事が運んだように見えたご家族でも、よくよく見ると本人が諦めて入所していることが多いから。

娘息子　……。

治療者　ごめんなさい、一方的に話してしまいました。

息子　いいえ。

治療者　で、どこからいきましょうか（笑）。
娘　今の生活で困っていること？
治療者　つらい思いはしてほしくないと、お父様にあなたたちの想いを伝えるのもいいかもしれません。
娘　本当ですもの。
治療者　そう、ほかにもありますか？　お父さんが嫌だと思うことをさせるつもりはないとか。
娘　……。
治療者　いや、でも、そんなことを言うと説得している感じがして嫌ですね。
娘息子　……。
治療者　……私だったらなんて言うかな。「お父さんがこれから年を取っていくと、いつまでも家にいられるわけではない。すごく先のことかもしれないけど、いつか施設に入らなければいけないときが来るかもしれないって二人で話をした……」みたいな感じで始めますかね？　あなたたちにとっての正直な話し方があるはずです。
娘息子　……。
治療者　入所はお父様のためっていうのは、言わないほうがいいかな。

娘　……どうしてですか？

治療者　それはお父様が考えることで、あなたたちが考えることではないからです。

娘息子　……。

治療者　お父様が言うならいいですけど。

息子　僕たちはホントに父のために入所してほしいと思っていますけど、でも言わないほうがいいですか？

治療者　確かにあなたたちの正直な気持ちかもしれません。私がさっき正直にって言ったのと矛盾しますけど、でも言わないほうがいいように思います。あくまで私たちを心配させないために入所してほしいというのが……。

息子　家族の考える本人のためっていうのと、本人の考える本人のためっていうのは違いますものね。

治療者　そう。……それからお父様のために入所するっていうのは、お父様が一人で暮らす力をなくしたっていう判断からきてますよね。

娘息子　ああ。

治療者　それが嫌なんです。お父様に力がなくなったと認めさせようとしているようで。

息子　はい。

治療者　一人暮らしはまだできるけど……。

息子　……私たちの願いを聞き入れて入所する……。

治療者　そう。家族のための入所という表向きで、実は本人のためという考え方も家族の勝手な思い込みで、個人的には好きではないのです。

息子　純粋に私たちのために、ひと肌脱いでもらう。

治療者　そうそう、例えば私ならね。私の親ならね。もしかしたら、あのお父様は、そんなことはもう承知しているように思います。

本人がそうありたいと考える父親像によるが、「お父さんのため」などと家族から心配されるより、子供のためを考えて自分で決断するほうが後々自分自身を保てると思われた。それは父としての尊厳と言えると思った。

後日、子供たちが意を決して施設入所について父に話そうと思ったとき、父から「そろそろ施設に入ろうかと思う」と言われたという。その理由を父に尋ねるような雰囲気にはならなかったという。

近々家族で施設を見学することになった。子供たちは自分たちが取り越し苦労をしたと思ったのだろうか。私は父のことを真剣に心配し話し合った子供たちの想いが、父の前で子供たちの態度に表れたと思う。

夫として

その72歳の男性はすでに中等度のアルツハイマー型認知症と診断されていた。内科の入院中に妻が膵臓がんとわかったが、子供たちはショックを与えたくなかったので本人には言わなかった。しかし、子供たちが病院の廊下で母のがんについて話したのを本人が聞いてしまったらしい。その日から夜間せん妄[15]を起こした。

2週間後に私の外来に息子が来院した。退院したあとも本人の混乱（せん妄の名残り）は続いていた。

息子　いや、まずかったと思いました。

治療者　はい？

息子　（父が）母のがんのことを知ってしまいまして。

治療者　そうなんですね。悪くなったのはそのあとからでした？

息子　いや、もうその日から。

治療者　混乱されました？

息子　昨日往診してくれた先生も言ってましたが、せん妄という状態だと。

治療者　そう言われました。でもある程度よくなるのではないかと……。

息子　そうもうかがいました。

治療者　まったくの元通りになるには時間がかかるかもしれませんが、お父様にとってはやはりお母様の病気がショックだったと？

息子　はい、ちゃんと理解できたんだと。

治療者　……でも、どうでしょう？　お父様にとってお母様が病気になったことがショックだったと思いますか？

息子　はい？

治療者　……自分に知らされなかったことがショックだったとは思いませんか？

息子　僕が（内科の）先生に「（父には）言わないでください」って言いましたから。

治療者　お母様のがんのことは隠しておこうと思っていました？

息子　いやタイミングを見て話そうと思ってました。

治療者　それはよかったです。

息子　はい？
治療者　そのくらいはお父様も十分理解できると……。
息子　そうですね。
治療者　もちろん。お父様はもっともっと理解できたと思います。
息子　……。
治療者　私の理解ですが……。
息子　なんでしょう？
治療者　お父様の性格を考えると……。
息子　はい。
治療者　お母様ががんだったことなんかより、いや「なんか」という言い方は不適切ですが、それよりも夫である自分に言ってもらえなかったことが。
息子　……。
治療者　妻の病気のことを夫である自分にはじめに知らせてくれなかったなんて。
息子　……。
治療者　私はお父様の性格をわかっていませんが、自分の妻のことですから、それを言ってもらえなかったことはショックではなかったかと。

息子　やっぱり認知症だと思われていたことが。

治療者　家族の一員として考えてもらっていないことが。

息子　傷つけたくなかった。

治療者　そのことがかえって傷つけたかもしれない。そもそも認知症というイメージが悪いことが何よりよくないのですが。

息子　……。

治療者　お父様が認知症でなかったらお父様に言ってましたか？

息子　もちろん。

治療者　じゃあ、お父様はまさに認知症の人として扱われたということ？

息子　……。

治療者　認知症だから認知症として扱っていいですか？

息子　いやあ、ダメですよね。

治療者　そう。ちゃんとおわかりですね。認知症だったらよけいに認知症扱いはいけないと思うんです。

息子　……。

治療者　認知症じゃなかったら、ボケた、ボケたって言われても……まだ。

息子　父を傷つけた。……先生は言ってましたよね、できるだけ認知症でないときと同じように話せたら父が安心するだろうって。注意していたつもりだったのですが、こういうことだったのですね。

治療者　自分はお母様の夫だと思っているでしょ、いつまでも。当たり前ですけど。しっかりした夫でいたかったはず。認知症という診断がついてからは余計に。

息子　当然です。

治療者　そう。あなたとしても、お父様に、いつまでもお母様の一番のパートナーだと思っていてほしいでしょ？

息子　はい。父は変わらないと思っていいんですか？

治療者　いまさらですか？

息子　いや。

治療者　ごめんなさい。

息子　……。

治療者　そう思っていいです、そのほうがうまくいきます。お父様に謝れます？

息子　……。

治療者　本当はそのほうがいいんですけど。

息子　……。

治療者　そのほうがお父様が力を取り戻せるように思います。お父様に対するあなたの想いとしても。あなたがそのお父様の子として生きていくためにも。

息子　……。

　同席していた研修医は「『お父様に謝れます？』とまで先生は言ったが、大人同士、家族同士の人間関係に医師がどこまで踏み込んでよいのでしょうか？」と私に尋ねた。研修医は私の発言を親子の関係をより好ましいものにするためと考えたかもしれない。それまでの対話の流れからすればそのように聞こえたであろう。確かに私の想いの中にそういう意図があったかもしれない。しかし私としては、息子自身がこれからの人生を、父との関係についてできるだけ後悔せずに生きてほしいと考えてのことだった。

（15）せん妄とは意識障害の一形態であり、活動が活発になる場合（落ち着かない状態に見えたりする）と、活動が低下する場合（ぼんやりしているように見えたりする）がある。

仕事の話

その80歳の男性は一部上場企業の人事課長を65歳まで務め、退職後は町内会の役員を72歳まで務めた。6年ほど前からコリンエステラーゼ阻害薬を服用していた。もの忘れがいつからあったかは不明である。元来口数は多いほうではなかったが、3年前に脳出血を起こしてからさらに減った。意味性錯誤（言いたい単語とは別の単語が口に出てしまう）も目立った。娘との対話を示す。

娘　ずっとぶつぶつ言ってるんです。
治療者　口にしている内容は……。
娘　仕事の話のようです。
治療者　仕事場にいるとしたら自然な会話なのかもしれない。
娘　会議ですかね。会社のつもりだと思います。
治療者　話し方も？

娘　はい、口調も。さっき話していたのは部下の報告に相槌を打っていたのだと思います（笑）。会社で働いているところを見たことはないのですけれども。

治療者　会社で話をするときは、ついついこういう言い方になるのがお父様ということ？

娘　情けなくて。

治療者　娘さんの頭の中には、会社のみんなから頼りにされている姿がある。

娘　そうでもないんですけど。

治療者　ぶつぶつ言うのを止めさせたいですか？

娘　いや、なんだか哀れで。

治療者　でもお父様が現役のときにしていたはずの話し方。

娘　はい。

治療者　どうかな、会社と勘違いしているのかな？　そばにいるのは娘さんやお母様であることはわかっているでしょ？

娘　そうですね、（私たちを）名前で呼びますから。

治療者　話し方は家と会社とでは違うんですか？

娘　どうでしょう。家ではあまり話さなかったから。

治療者　お父様の本来の話し方であることは間違いない。
娘　ええ、声や抑揚が。失語はひどいですけど。
治療者　お父様が仕事に向き合う姿勢は昔のまま。
娘　おそらく、石橋を叩いて渡るのが父です。
治療者　昔ながらのお父様の姿をみつけようとすれば、この姿。
娘　そうなります。
治療者　仕事に向き合う姿勢は変わらない。
娘　そうですね。
治療者　認知症になってもお父様は変わっていない。
娘　その意味では。
治療者　私も60歳を過ぎましたが、若い人にわかってほしいと一生懸命話していても、みんな冷めていて。若い人に相手してもらっている感じです。いつも同じことを言っていると思いながら、私をたててくれる。なんだか私はお父様と同じようだと思いました。あなたのお父様を見る目もお父様をちゃんとたてていていいなと思います。
娘　いや、なかなかできません。でもそうしてあげたらいいですね。

家族にとって情けなく受け入れがたいものであろう。しかし、本人が昔と同じように話すことができ、昔と同じように会社を体験しているなら、本人は自分らしく行動していることにならないだろうか。もちろん「会社と勘違いしている」とみなすことも可能である。しかしどのような想いを伝えたくて話しているのだろうかと周囲が考えることができれば、本人は精神的に多少なりとも安定するのではないだろうか。

子守歌

家族から「どのようにサポートしたらいいですか？」と聞かれたとき、どのように答えたらよいのであろうか。医学や看護学の観点から「症状を悪化させる危険のある生活習慣病のコントロールとともに、失敗によって自尊感情を下げないように支えること」と答えるかもしれない。リハビリテーションの視点から「ライフステージやQOLという視点から、身体機能や知的機能を行使して廃用性の低下を最小限にすること」と答えるかもしれない。またライフスタイルや嗜好（選好）の継続を目指すことも留意点と言える。ただし、もっとも大切なことは本人が何を望んでいるか、そしてそれを家族がどのように支えたいと考えているかということであろう。

73歳のアルツハイマー型認知症の祖母をもつ孫との対話を示した。普段は娘が同伴して来院するが、その日は孫が処方箋を取りに来た。

治療者　今日、お母さんは仕事？　何年か前にも君に来てもらったような気がします。

孫　去年来ました。今日、母は急なパートで、すみません。
治療者　いいんです。たまには別のご家族の話も聞きたいから。
孫　でも難しいです、どう接したらいいか。
治療者　おばあちゃんとの思い出は何かあるの？
孫　思い出というか、学生時代は家に帰ってくればいつも果物をむいてくれました。
治療者　季節の？
孫　今の季節なら梨かな、もうすぐ柿。
治療者　話もした？　果物食べるだけじゃないでしょ？
孫　学校のこと、いつもおばあちゃん、僕のこと聞きたがったから。
治療者　友達とこんなことあったとか、先生から褒められたとか？
孫　先生には褒められたことないけど（笑）。
治療者　今でもその話聞きたいかも？
孫　そんな昔の話？
治療者　昨日のことでもいいけど、でも楽しい話がいい。
孫　僕にとっての楽しい話？

治療者　そう、君が楽しいとおばあちゃんも楽しくなるから。おばあちゃんはそんな気がする。最近はおばあちゃんに楽しそうに話してくれる人がいないいんじゃないかな。

孫　……。

治療者　顔を見れば認知症の話ばかりでうんざりしているかも。場合によっては注意されたり。

孫　そうかも。

治療者　君はおばあちゃん子？

孫　そうでもない。

治療者　可愛がってくれた？

孫　たぶん。

治療者　おばあちゃんは、君が楽しそうに話をするところを見るだけで幸せなんじゃないかな。

孫　話してもすぐ忘れるけど。

治療者　でも聞くたびに楽しいならいいと思わない？　同じ話をするの嫌？　めんどうくさい？

孫　いいえ。

治療者　おばあちゃんが喜んでくれるならいいと思わない？

孫　……。

治療者　おばあちゃんは君の話を何度も聞きたくて、忘れたふりをしているのかもしれない（笑）。
孫　それはないと思う（笑）。
治療者　そうだね（笑）、でも、わからないよ。私たちは認知症の人のことをいつもみくびっているからね、医療も福祉もね。今までずっとね。われわれの想像よりずっとわかってるって思うくらいがちょうどいい。
孫　そうですか。
治療者　君は、認知症のおばあちゃんにどう接したらいいかわからないって言ったよね。ヒントはね、認知症がなかったらどう接しているかっていうことなんだ。
孫　……。
治療者　おばあちゃんは、どんなふうに接してほしいと思っていると思う？
孫　昔と同じように接してほしいと思っている？
治療者　そう、そう。
孫　でも話しているうちにすぐ寝ちゃう。
治療者　君の声で気分がよくなって寝るならいいとは思わない？
孫　子守歌みたい。

治療者　君の声で安心な気持ちになっているってことだからね。周りの人の対応で、認知症の人は突然出かけようとしたり歩き回ったりするんだ。
孫　母は、寝てばかりいると認知症がひどくなるって。
治療者　そういうところがないわけじゃないけど、おばあちゃんの幸せってなんだろう？
孫　……あの。
治療者　君がそばにいて嬉しそうにしていれば、それが最高の幸せかもしれない。
孫　母といるとすぐ口喧嘩になっちゃうし。
治療者　おばあちゃんの気持ちを想像したらいいよ。
孫　難しいけど。

一般に孫は子より心情的に巻き込まれることが少ないようである。子が親に抱くような葛藤が孫にはないからであろうか。一方、孫という存在は、孤独に陥りがちな本人が心を通わせられる数少ない家族かもしれないと、この家族を見て思った。

正月

治療者　年末年始は仕事で海外だったのですね。
その後、（お母様に）会いに行かれたんですか？

息子　冷蔵庫に賞味期限が切れた三段重ねの冷蔵のおせち料理が入っていたんですよ。買ったことも、もう忘れてるって妻は言ってたけど、でも母は誰かと食べようと思って買ったんですよね。正月に誰かを待っていたってことですよね、誰も訪ねて来ない家で。

まずいご飯

その女性は元来小柄できびきびと行動するタイプであった。62歳で若年性アルツハイマー型認知症と診断された。夫は背が高く筋肉質の体格であったが、話し方は見かけによらず繊細で優しかった。ＩＴ企業に勤務していたが新型コロナウイルスの感染拡大を機に在宅勤務が認められ、毎日出勤する必要がなくなった。それは妻の介護を考えると渡りに船であった。夫との対話を示す。

治療者　奥様は最近も料理を作ってらっしゃるんですよね？
夫　手のかかるものは作りませんけど。
治療者　ご主人が勧めて……。
夫　私は言いません。本人がやってます。
治療者　ご自分を保つためとか。
夫　そういうところもあるかもしれません。

治療者　手伝うのですか？
夫　いいえ、台所には入りません。
治療者　男たるもの厨房に……、みたいな。
夫　いやいや、昔から週末は私が作ってますから。
治療者　失礼しました。私は見習わなきゃいけませんね。でも奥様も頑張っていらっしゃいますね。
夫　作るメニューは少なくなりましたけどね。……簡単なものが増えました。
治療者　でも年を取って夫婦二人の食事になるとみなさんそうらしいです。
夫　……。
治療者　奥様はもともと料理が得意ですものね。
夫　味の薄いときがあります。前は濃いときが多かったんですけど。
治療者　（濃かったのは）病気になる前のこと？
夫　いいえ、なってからです。
治療者　味に鈍感になっている場合、慣れた料理は味見しないで作るといいって言いますね。
夫　そうなんですね。
治療者　味を薄く感じて塩とか醤油とか足しちゃって濃くなっちゃうから。

夫　でも最近は妻は薄いときが多いです。

治療者　なぜだろう？

夫　前に、まだ診断されたばかりの頃ですけど、私も認知症に慣れてなくて、「濃い、濃い」ってよく文句言っちゃったんです。それで妻がいつも「ごめん、ごめん」って謝ってた。必死にやってくれているのに無神経でした。

治療者　もしかしたら、それ以来、奥様は味を薄め薄めに作るようになったかもしれませんね。そういうときは醤油をかけたりするんですか？

夫　いやあ、妻は一生懸命作ってくれていますからね。

治療者　優しいですね。でもどうしても薄い場合は（笑）。

夫　はい、そういうときは、やっぱり。

治療者　でも私自身の経験からも、夫婦の間で絶対にかけてはいけない雰囲気の日もありますよね（笑）。

夫　そうですね（笑）。でも先生、さっき認知症は味に鈍感になるって言いましたね？

治療者　全部の味ではないですけどね。甘いとかはあんまり悪くならないですけど。

夫　じゃあ女房は私より味を感じていないっていうことですよね？

治療者　そういうことになりますね。
夫　私よりご飯がまずいっていうことでしょうか？
治療者　ああ、そうですね。そういうことになりますね。気付かなかった。そうかもしれません。
ご主人より奥様がまずいご飯をがまんして食べていることになる。
夫　私が以前に「濃い、濃い」って言ってしまいましたから。
治療者　そうかもしれません。
夫　味が薄かったら醤油をかけなって言ってあげないとダメですね。
治療者　うーん、それだと自分の作った料理をダメだって言われているみたいで。
夫　料理は毎日私がしたほうがいいんでしょうか？
治療者　いや、料理以外で奥様のやれることがあるならいいけど。
夫　ほかの家事もやってますけど。洗濯物を干したり。それはもうシワひとつなく干すので
……。
治療者　でもやっぱり料理の意味は大きいな。
夫　取り上げたくはない。
治療者　味が薄くても、がまんして食べるとか、そういうことではなくて、ある人がおっしゃって

ましたけど、味が濃かろうが薄かろうが、味の中に妻の味を感じるって言ってました。

夫　そういうことあるかもしれません。

治療者　あとは濃くても薄くても普通に食べられるようなメニューをリクエストするって言ってました。

夫　確かにそうですね、生姜焼きなんて濃くても薄くても美味しいですものね。

治療者　確かに。

夫　それにしっかりした味の料理を食べたいなら、二人でファミレスいきますから。

治療者　そうですね（笑）。

夫　なんだか今日は妻が作った味をそのまま食べたくなりました。

アルツハイマー型認知症の人は味に鈍感になると言われるが、外食のときは薄味でも美味しく食べていると聞く。食事の雰囲気がそうさせるのだろうか。それとも出汁の味や旨みに対しての味覚は低下しないのであろうか。

同居人として

ときとして認知症の本人と家族の関係が破綻しているとしか思えない例に出会う。しかしそれは認知症によってその状態に追い込まれたというより、長年にわたってくすぶっていた家族の確執が表面化したと思わざるを得ないことが多い。認知症が家族の関係を壊したのではなく、すでに壊れていた家族関係が認知症によって表面化したわけである。

ある70歳の男性は中等度のアルツハイマー型認知症と診断されていた。介護する妻は以前から介護負担の重さとそれに伴う苦痛を訴えていた。妻との対話を示す。

治療者　以前にも増して疲れが溜まってきているように見えます。
妻　もうこれ以上は難しいと思います。限界かなと思っています。
治療者　私が想像できないほどのたいへんさでしょうね。
妻　……。
治療者　すでにケアマネジャーにも相談しいろいろなサービスも使ってきている。

妻　はい。持ち出しで人を雇っているのですが。

治療者　以前から一度お聞きしたいと思っていたのですが、これまで夫婦としてもっていた相手への想いが認知症で変わってしまうというようなことが、やはりあるんでしょうか？

妻　先生、同じことを前も聞きました。

治療者　そうでしたか。ごめんなさい。

妻　そのとき私は答えられなかった。

治療者　認知症があっても夫婦や家族で力を合わせて乗り切れたらと思って、いろいろと意見をわれわれは言うのですが、家族の事情は様々に違いますし。

妻　……。

治療者　一方で、こんなふうに考えるんです。あなたを嫌な気持ちにさせるような質問だと思うのですが、夫婦のどちらかが認知症になって生活がうまくいかなくなったように見えるとき、じつはずっと以前から二人の気持ちは離れていてお互いを夫としてあるいは妻として見られなくなっていた場合も意外にあるのではないかと。ホントに失礼な質問だと思いますが。

妻　……。

治療者　申し訳ありません。

妻　いえ。

治療者　そういう場合は第三者が認知症と向き合いなさいなんて言っても、まったくの的外れというか余計なお世話というかはた迷惑というか「何言ってるの」っていう感じではないかと。どうでしょう。かりにそうだとしても、私はそれを認めないように思います。

妻　それは……。

治療者　何故かわかりませんけど。

妻　そそのかしているわけではありません。

治療者　わかります。

妻　離婚したほうがいいとか、施設に入れたほうがいいとか、決してそういうことではないのです。ただ、自分の中にそういう気持ちがあるのに、それを無理に抑え込んでしまうと、後々わざわいすることがあるのではないかと思うのです。自分の気持ちをすこし冷静に見られたら減るストレスもあるかもしれないと。

治療者　私は妻として夫の面倒をみるべきかどうかわかりません。とくに最近は。

妻　強引に結論を出すようなことはしないほうがいいと思います。まずはあなた自身が自分の気持ちを受け止められたらいいのではないかと思うのです。誰かに話す必要はありません。

妻　ご自分で意識することに意味があると思います。

治療者　どうでしょう。今の介護する自分をどのように見ていらっしゃるんですか？　あるいは、今の生活にどのように向き合っていらっしゃるんですか？

妻　考えたことありません。

治療者　ご自分の気持ちを考えたことがないと？

妻　考えるものではないと思ってました。疑問をもつべきではないと。妻は夫の面倒を最期までみるものだと信じていましたから。

治療者　そうなんですね。

妻　私が主人を病院に入院させるとか施設に入れることは客観的にはどうなんでしょう？　第三者的にはどうなんでしょうか？

治療者　ご本人はどう思っていらっしゃるのかな？

妻　そのときそのときで変わります。施設は優しくしてもらえていいと言ってみたり、家は気楽でいいと言ってみたり……。

治療者　聞くたびに同じ結論になるようなら、それは本心と思っていいと思うのですが。

妻　主人は自分で決められないと思います。人にはいろいろ意見しますけど自分のことは決められない人ですから。でも逆に人が決めてくれるとあまり文句も言わない人なんですよ、逆に、昔から。

治療者　あなたのことだから、ご主人には自分で決めさせる方向にもって行くんですね（笑）。

妻　そうです、意地の悪い妻になりました（笑）。責任は自分で取ってもらいます。

治療者　文句は言わせないって（笑）。でも、ご主人も自分で決めたほうが自分の腹が決まっていいかもしれませんね。

（間があって）

治療者　話を戻しますが、認知症のご主人に対する気持ちってどういうお気持ちなのかと……。

妻　私の？

治療者　ご主人に対する。そこを意識できるとあなたの気持ちが楽になるかもしれないと。

妻　手続きをもっとスムーズに進められるということ？

治療者　いやいや、そういうことではなくて、ご自分の考えを意識できることは、あなた自身を支える力になると思うのです。

妻　……今考えれば若い頃はわかっていなかった。主人は大学を出ていますし、私は高卒です。

しかも女ですから、主人の言うことに全面的に従うものだと疑わなかった。親の育て方も影響していると思います。

治療者　そうなんですかね。

妻　年を取ってきてから、それが当たり前ではないと気付いたんです。

治療者　ご主人は暴力を振るう人?

妻　それはありません。

治療者　でも一方的だった。

妻　今考えれば私もよく従っていたと。

治療者　これからは?

妻　わかりません。

治療者　気持ちはもう家族ではないんですかね?

妻　どうでしょう、確かに私の考える夫婦ではなかったですね。でもそれは、もうずっと前からそうだったように思います。私が向き合おうとしなかっただけで。強いて言えば今の主人は同居人という感じでしょうかね。

治療者　そういう表現になるんですね。

妻　同居人。

治療者　施設や病院に入ったほうがいいかどうかというあなたの目安は、自宅で介護できるかどうかではなく、がまんして一緒にいられるかどうかということになるんですかね？

妻　今そのことを考えていました。やはり私は悪い妻なのでしょうね？

治療者　まったくそうは思いません。

妻　でも、先生にそのことを言ったらほっとしました。

治療者　いい意味で？

妻　言葉にしたら霧が晴れたような。

治療者　前からどこかでうっすら感じてたのでしょうね。

妻　そうかもしれません。

治療者　同居人とおっしゃっていましたね。

妻　そうです。同居人としてなら一緒にいられそう。

治療者　人の気持ちだったら、知らないほうが幸せでいられることが多い。

妻　でも。

治療者　自分の気持ちを押し殺しているといつか自分を苦しめることになる。

妻　やっぱり最後まで一緒に暮らそうとするかもしれません。

治療者　……。

妻　夫婦としての幸せがこれからあるように思いませんけど、同居人としての幸せはあるように思います。

夫が認知症にならなくても、そこに「夫婦」としての幸せはなかったのかもしれない。本人が妻に強制していた関係は妻にとって夫婦の関係ではなかったのであろう。しかし、妻の本人への想いがなくなったわけではなかった。それは夫婦の愛情とは言えないが、ある種の情《なさけ》と言えるものかもしれない。「同居人」との幸せを探す人生を、妻は始めるのであろうか。

尊厳がなくなっていく

71歳の男性は妻と二人暮らしであった。企業の管理職を定年まで務め、2年前にアルツハイマー型認知症と診断された。物静かでおっとりした物腰から育ちのよさが感じられた。もともと寡黙であったが、認知症になってからますます口数が減った。

妻は専業主婦で明るい人だった。箱入り娘として育ち、大学を卒業したのちに結婚した。「夫はとてもやさしく自分を大切にしてくれた」とよく口にした。私の質問に答える夫を優しい眼差しで見守る様子から、夫への愛情だけでなく敬意が感じられた。認知症が進行してもそれを失わない妻は、とても優れた家族介護者だと思った。

その一方で、妻は最近になって「夫の尊厳がなくなっていくように感じる」と訴えた。本人のどういった変化に尊厳がなくなっていくと感じたのであろうか。また妻の言うところの尊厳とはどのようなものであろうか。妻との対話を示す。

治療者　前回の診察で、「夫の尊厳がなくなっていく気がする」とおっしゃっていたことが、私はずっと気になっていたんです。

妻　ええ。

治療者　もう少し言葉を足すことはできますか？

妻　話せなくなったり、考えられなくなったりしているんです。

治療者　認知症の症状を実感しているということでしょうか？

妻　以前は相談すれば何でも答えてくれました。とくに世間知らずの私にとってはとても頼りになっていました。

治療者　なるほど。

妻　わからないことを何でも一緒に考えてくれました。

治療者　今は考えるのは難しいですか？

妻　はい。

治療者　頼りなくなった様子が、尊厳がなくなったと感じられると？

妻　それだけではありませんが。

治療者　自分の身の回りのことに時間がかかるようになりました？

妻　些細な身繕いでも途中で止まってしまうんです。まごついている様子が。

治療者　診断を受けてから。
妻　1年くらい。
治療者　だんだん情けなく感じるようになったのですか？
妻　そうでもないのですが。とくに最近。
治療者　本人は、ええと、どうでしょうか、自分が頼りないと感じているのかな……。
妻　さあ、でも息子は変わっていないって言うんです。
治療者　息子さんおいくつ？
妻　大学4年です。
治療者　息子さんの意見はどう思われます？
妻　そういう見方もあるのかなと思います。
治療者　息子さんはあなたと違うところを見ているのですね？
妻　そうですね。
治療者　どこを見ているのでしょう。
妻　テレビを観て笑っている様子とか？
治療者　変わらないと。

妻　あまり、変わらないかな。それと静かに考えているときの様子かしら？
治療者　表情が？
妻　わからない。
治療者　どういう意味だろう。そのことを息子さんと話すことはできますか？
妻　はい。
治療者　認知症になっても認知症が進行しても、以前と変わらないところを本人の中にたくさんみつけられる家族は幸せです。日々新たな失敗を探してはカリカリしている家族よりずっといい。本人も家族も幸せだと思います。
妻　見ているところが違う？
治療者　どの人にも、どの本人にも、いつまでも変わらないところがありますから。
妻　私も息子のように思えたらいいのでしょうか？
治療者　無理に自分に言い聞かせても、それはまた違うと思いますが。
妻　探してみようと思います。
治療者　できますか？
妻　難しいですね。

治療者　そうかもしれません。
妻　結局、尊厳なんてどうでもいいんだって、思うんです。
治療者　ご主人は、ご主人だから？
妻　そう。

妻の「尊厳なんてどうでもいいんだ」という発言と、息子の「変わらない」という発言は、私には同じ意味に聞こえた。二人とも本人は本人であると受け止めていると思った。そして息子の態度が妻のさらなる受容を後押ししてくれると期待できた。

認知症の本人の変わっていくところも含めて受け入れるのが理想であるが、家族にとってなかなかできることではない。

しかし、本人の変わらない部分を見失わないだけでも、家族として暮らしていけるのではないだろうか。

新たな関係

享年87歳。その男性は70歳で会社役員を退職してからほとんどの時間を自宅で過ごしていた。あとから考えれば70歳代中頃から徐々に覇気がなくなり、もの忘れが目立っていた。現役時代はいつも忙しく動き回っているタイプで、ずいぶん様子が違ったと妻は振り返った。ただし、気持ちが落ち込んだり不安になったりすることはなかった。

もの忘れと意欲低下を主訴に82歳で受診した。診断は中等度のアルツハイマー型認知症であった。受診後からさらに動作がのろくなり、85歳頃から食べる量が減り、食事に時間がかかるようになった。しかし、好物は以前と変わらず美味しそうに食べた。認知症が進行したと妻は感じたが、本人は診察でも終始笑顔でこれといった訴えもなかった。かかりつけ医の定期健診で異常を指摘されることもなかった。

私の外来へは2カ月に1回の通院であったが、本人が移動の疲れを訴えるようになり、半年前から妻が一人で受診するようになった。その頃に内科を外来通院から訪問診療に切り替えた。「食事量が下がってきているが、好物は美味しく食べ、これといった病気も見当たらないので、ご本人の心と体が店じまいの準備を始めたのかもしれません。私の意見としてはそのまま経過を見てよいと思いますが、訪問診療の先生の意見も聞いてほしい」と妻に話した。

3カ月前から本人の動作がさらにゆっくりになり、床に臥せる時間が長くなった。妻に代わって娘が外来に来るようになった。娘の話では、動作も食事もさらにゆっくりになったが、表情は相変わらず穏やかで好物も美味しそうに口にするとのことであった。

そしてある日、娘の来院は診察でなく面会であった。診察室に入ってきた娘の顔は少々やつれていたが、反面清々しさを感じさせた。

娘　今日も母は来られなくて、すみません。
治療者　いやいやたいへんでしょう。あなただって今日来るのはたいへんだったでしょ。いろいろ終わってからでよかったのに。
娘　母がお世話になったお礼をちゃんと言ってきてほしいと。
治療者　そうですか、で、いつ？
娘　一昨日、朝です。

治療者　そう。

娘　朝、いつものように顔を見に行ったら、何か普段と違うような気配だったので、近くに寄ったら冷たくて。

治療者　先生に連絡した？

娘　はい、すぐ来てくれて。

治療者　お父様のお顔は？

娘　穏やかで。

治療者　眠っているよう？

娘　ホントに。

治療者　先生、なんて？

娘　よかったね、いい最期でって。

治療者　そう。お母様は？

娘　じっと見ていました。でも後悔とかそういうのではなくて、この何年かのことを思い出しているような感じでした。

治療者　そう。

娘　でも、亡くなった父の顔も、看取った母の顔も、駆けつけた先生も、それから（私を見て）先生も、みんないい顔をしているので、きっと間違ってなかったんだと思います。

治療者　娘さんとしては？

娘　よかったのかなって。

治療者　時間が経つとまた別の想いが湧いてくるかもしれません。いつも自分の気持ちに正直でいてください。

娘　自分に自分を隠さないようにしようと思います。

治療者　今はやらなければならないことが次々と押し寄せてくる感じですよね。

娘　しばらくは忙しいほうがよさそう。たいへんだけど。

治療者　……。

娘　頭の中が全部父の顔になるとつらいから。

治療者　そうですよね。

娘　……。

治療者　もしかしたらあなたの頭の中のお父様の姿は、認知症が進行して亡くなるまでのイメージが強いかもしれない。でも時間が経つと昔のお父様の元気な姿や楽しかった思い出のほうが頭の中で多くなってきます。みなさんそのようです。

娘　はい。

治療者　あなたとお母様の新しい生活が始まりますね。お母様はお一人の生活、あなたは家族との生活。

娘　そうですね。

治療者　お父様との新たな関係っていう言い方もできるかもしれません。

娘　そうですね、それ、母に伝えます。

治療者　ある人が言うには、いつも横にいたのが、亡くなってからはすぐうしろにいる感じになったって。

娘　そうなんですね。

治療者　ひとまずお疲れ様でした。お母様によろしくお伝えください。

娘　ありがとうございました。

治療者　お元気で。

食事量が低下し始めた頃から、妻は娘と本人の最期について何度も話していたことをあとになって知った。妻が比較的スムーズに本人の状態を受け入れ、自然経過に任せることができたことに合点がいった。

正しい別れというものがあるわけではない。しかし少しでも後悔の少ない別れをしてほしいと思う。そのためには本人も家族も認知症というものや老いというものから逃げるのでなく、受け入れることが必要だと思う。

どうなってもお母さん

52歳の主婦が若年性アルツハイマー型認知症の診断を受けた。軽度ないし中等度の認知機能低下があった（MMSE：17点、ADAS－cog：16点）。夫と娘と三人で暮らしていた。週3日のパートはずいぶん前に辞めていた。その理由を本人は言わなかった。食事やトイレは自立していたが、しばしば入浴を嫌がった。万が一のことを考えてパット付きショーツを使っていた。夫は毎日帰りが遅かった。アルバイトをしながら専門学校の受験勉強をしている娘（20歳）が母の日常を助けていた。娘との対話を示す。

治療者　あなたはとても立派な介護者だといつも感心しているんです。

娘　「家族は介護者になっちゃいけない」って先生言いませんでしたっけ？

治療者　ああ、そうでしたね。お母様を「世話をされる人」にしないっていう意味です。憶えていてくれて嬉しいです。

娘　先生の言う介護者っていう意味を考えていたんです。

治療者　あなたは認知症の人の家族として立派だと言いたかった。
娘　……。
治療者　最近のお母様はどんな様子？
娘　安定してきました、前より。
治療者　穏やかになった？
娘　落ち着いてきたっていう感じ。
治療者　気分が安定してきた。
娘　しっかりしてきた。
治療者　診察でもここにきて戸惑いが減ったと思います。
娘　あまり混乱しなくなった。
治療者　お母さんとどんな話をするんですか？
娘　……。
治療者　お母さん、どんなことを考えているんでしょう？
娘　……。
治療者　診察でも、あなたと一緒のときはいい顔をしてるから、あなたと一緒だと安心していることがわかります。

娘　ちゃんとご飯食べてるのとか、ちゃんと寝てるのって言います。

治療者　あなたに？

娘　そう。

治療者　昔からあなたによく言っていたこと？

娘　学生時代、寮に入っているときによく言われた。

治療者　なんで繰り返すのだろう？

娘　学校卒業したことを忘れているから？

治療者　それもあるかもしれないけど。

娘　私のこと、心配している。

治療者　そう、そう。というよりはあなたのことを心配する母でいたいって感じかなと。

娘　お母さんには私のことなんかより自分のことを心配してほしいんだけど。

治療者　（あなたを心配することは）お母さんの役目を果たしていることになると思わない？

娘　ああ。

治療者　いつまでもお母さんでいたいんじゃないかな。

娘　……。

治療者　今でも、あなたの力になりたいっていうお母さんの気持ちを感じられる？

娘　今までずっと家族の心配ばかりだったから。

治療者　そう、それは変わらないってことだよね。

娘　でも何度も繰り返すんですよ。何回も、何十回も。

治療者　なんで繰り返すのかな？　……それは（言ったことを）忘れるから？

娘　家族の役に立ちたいって気持ち。お母さんの役目を果たしたいって気持ちが強いから？

治療者　そう、そう思う。

娘　役に立てなくなるんじゃないかって心配してるのかな？

治療者　それもあるかも。ああ、そんな気がするね。家族の心配をすることがお母さんの生きがいだとしたら。

娘　生きがいをなくさないでほしい。

治療者　そう、そう。

娘　自分も役に立ってるって思ってくれればいいのに。

治療者　そうだよね。

娘　お母さんが可哀そう。

治療者　お母さんのおかげで元気でいられるって伝えてあげたいね。

娘　大丈夫って伝えたい。

治療者　そう言ってあげたらいい。

娘　不安があるから繰り返しちゃう。

治療者　安心してもらえる方法があったらいいんだけど。

娘　……。

治療者　難しいね。今あなたがお母さんに言えることは……。

娘　……。

治療者　私があなたならなんて言うかな……。

娘　私は、お母さんがどうなってもお母さんだって言うかな、私たちの関係は何にも変わらないって言うかな。

何十年にもわたって母として生きた人が、家族の心配をする立場から突然心配される立場に変わることは、どれだけ深い哀しみをもたらすものであろうか。介護される場面がどんなに増えても、母として子供の心配をし続けたいと考えるのは当然であろう。母は母を辞めることはないのだと、この人が教えてくれた。そして子供がその気持ちを受け止めることは、母としての尊厳をもち続けることになると思った。

母の尊厳

55歳の旅行代理店に勤務する女性は、仕事をしながら中等度のアルツハイマー型認知症の母の介護をしていた。髪を短く切り動作が機敏な人であった。仕事に得意不得意がなく何でもてきぱきとこなしていた。母の介護のことを知った上司が、彼女の体調や仕事への影響を心配してくれた。人事課と調整し、給料は変わらずに残業のない部署への異動を考えてくれた。その上司は、彼女の能力や仕事への想いを一番理解してくれた人だという。今よりずっと介護がしやすくなると勧めてくれた。

彼女は上司にとても感謝したが、ずいぶん悩んだ末に断った。なぜなら、今の部署の仕事も一緒に働く同僚も、とても気に入っていたからである。彼女が長年にわたって希望していた業務で、念願かなって前年から務めることができた仕事であった。

薬を取りに来た娘との対話を示す。

治療者　（今の部署に残ることを）もう決めたんですか？

娘　先生は反対ですか？

治療者　いや、あなたが決めることだから。ただ、後悔はしてほしくないので、あらためて聞いてしまいました。

娘　今でも100％気持ちが固まっているわけではないです。

治療者　純粋にあなたのキャリアの点から考えれば、今の職場がいいですよね。

娘　キャリアのことまで考えていませんでしたが、今一番自分としてやりがいがある仕事です。

治療者　そこまで考えてくれる人（上司）の下で働きたいという気持ちもある。

娘　……。

治療者　ただ、お母様へは申し訳ない気持ちがあるのですか？

娘　そうですね。自分がそばにいてあげられたらって思います。母は、子供の頃から私のことばかり考えてくれましたから。父が早く死んでから、いつも私が最優先でした。これからは母にできる限りのことをしてあげたいと思います。

治療者　夕方、時間通りに仕事が終わって家に帰れれば、ゆっくり食事をしたり、おしゃべりをして過ごせるのですよね。

娘　そうですね。でも、私のことだから、食事をしていても仕事のことばかり考えちゃうかな。

母も私に聞くことは、今はどんな仕事かとか、仕事は楽しいかとか、同僚と上手くやっているかとか仕事のことばっかり。

治療者　お母様も、結局、あなたがやりがいをもって活躍してくれるかということが、一番の関心事かもしれませんね。

娘　母は結婚したとき、夫や義理の両親に請われて家に入り、仕事が続けられなかった。私には女性として仕事を続けてほしいと願っていると思う。

治療者　あなたはお母様の夢をかなえる人？

娘　そんな大げさなものではありませんが。

治療者　お母様に今回の異動の話はしたんですか？　上司の配慮というか。

娘　いいや、してません。

治療者　どうして？　あなたの決断を後押ししてくれるかもしれない。

娘　そうです、きっと間違いなく。母は「自分のことはいいから、お前のしたいことしなさい」って絶対言います。

治療者　間違いなく（笑）？

娘　間違いない。絶対。だからこそ自分で考えて自分で決めたかったんです。決めて私の決断として母に伝えようと思ってる。

治療者　今回の決断をお母様のせいにしたくない？

娘　ああ、そういうことなんでしょうね。

治療者　お母様に報告したら、なんて言いますか？

娘　さあ、ただ黙って聞いているかな。

いつも母は娘の充実した仕事ぶりを我が事のように喜び、夕食のときは彼女の仕事の話に箸を置いて聞き入っていたという。母は自分の手で育てた立派な娘だと胸を張ると思うと娘は言った。

これに対して、自分の都合のよいように母の気持ちを解釈したのではないかとの見方があるかもしれない。しかし、私は娘が自分のキャリアを考えて異動しなかったことに違和感はなかった。より母の介護を重視すれば、フォーマル・インフォーマルを問わず介護サービスを利用すればよいと考えた。私は常々、本人の生活や人生を大切にするのと同じように、家族や介護者が自分の人生を犠牲にしてはいけないと考えてきた。

一方、母と娘が今後の生活について話せたらよかったと思う。母は娘が自分のために仕事を犠牲にしてほしくないと考えれば、娘と一緒の時間がほしいと思ってもそれを言わないであろう。また娘の中には、自分の気持ちを母にわかってほしいと思う気持ちと、母はすでによくわかっていて説明の必要はないという気持ちがあるのではないか。娘がもっとも大切にしたのは自分の仕事ではなく、自分の娘を犠牲になどしないという母の尊厳ではなかったか。

手紙

その89歳の女性は、中等度のアルツハイマー型認知症と診断された。夫を亡くしたあと、数年の独居生活を経て、約2年前に特別養護老人ホームに入所した。離婚して二人の息子を一人で育てている娘が、月に1、2回面会に来ていた。私の外来にも娘の同伴で1〜2カ月に1度通っていた。娘との対話を示す。

娘　母の手紙を見てしまったんです。恋文かラブレターかそんな雰囲気の。
治療者　読みました？
娘　なんとなく開けてしまって2、3行読んだところで慌てて封筒に戻したんです。
治療者　読んではいけないような気がしたんですね。
娘　そんなこと考える余裕もなく戻しました。
治療者　お母様が書いたものですか？
娘　細い万年筆で書いた小さい楷書の字です。

治療者　お母様の字？
娘　明るいブルーの細字で、母が日記を書くのに使っていた万年筆で間違いないです。
治療者　誰に宛てたのでしょうか？
娘　父に宛てたものなのかなと。家にあったので。
治療者　封筒の宛名は？
娘　封筒に「あなたへ」とだけ書いてありました。
治療者　もらった人がとっておいたということ？
娘　もしかしたら書いたけど出さなかったのかもしれない。
治療者　結婚前に書いたものか、結婚後に書いたものかもわからないですか？
娘　捨てずにとってあったのでしょうね。
治療者　部屋を片付けていてみつけたんですか？
娘　(写真の）アルバムとか、施設に持っていってあげるものを探していてみつけました。
治療者　盗み見したと思ったんですか？
娘　数行ですけど、清らかで相手に対する尊敬も感じられて、そういうものを黙って見ようとしている自分が嫌だったんです。

治療者　そんなことがあったんですね。

娘　そのあとずっと私、後悔していて。

治療者　覗き見したこと？

娘　いや、母の父への想いに対して。

治療者　手紙はお父様に宛てたものですか？

娘　わかりません。でももし父に宛てたものなら、その手紙は父への想いでしょ。で、昔から母は父のことをだらしないとかダメな人だとか口癖にしていた。それを聞いて育った私も調子に乗って、お父さんてホントにダメな人とか母と一緒になって言ってた。「なんであんな人と一緒になったの？」とまで言った。ホントに母を傷つけました。

治療者　そうなんですか？

娘　母がダメって言うのと、私がダメって言うのは違う、意味が全然。それがわからなかった。

治療者　そうなんですね。

娘　母のダメっていうのは、あの手紙を前提にした可愛いらしい愚痴みたいなもの。私のダメっていうのは見下した言葉だから。

治療者　そうなんですね。

娘　恥ずかしい。

治療者　……。

娘　今度施設に行ったとき、父のことを聞こうと思います。

治療者　結婚したばかりの頃のことも聞いてみたらいいかもしれません。

後日、娘が母（本人）に父のことを尋ねたら、朝持って行ったお弁当箱をいつもきれいに洗って持って帰ってきたこと、無駄遣いは決してしなかったのに見舞金や義援金は惜しみなく出したこと、字が習字の手本のように上手で何時間書いていても崩れなかったことなど話は尽きなかったという。母の顔は父を誇らしく思う顔であったとのこと。

手紙をみつけたことを話すか否か迷ったが、言わずに帰ってきたという。「もしお母様に手紙を渡したらどんな反応をするだろう？」と尋ねたら、「こんなもの、どこでみつけたの？」って笑うだろうと言った。「では、お母様が『中を読んだの？』って聞いたらなんて答えるの？」と聞いたら「読んでないって答えます」と言った。手紙をどうするのか尋ねたら「読まずに持っておいて棺に入れてあげようと思います」とのことであった。

補遺1　認知症の行動心理症状ＢＰＳＤ

「認知症の行動心理症状 Behavioral and Psychological Symptoms of Dementia, ＢＰＳＤ[16]」の中には、不安や気分の落ち込み、困惑・混乱、焦燥感、自責感、ひがみっぽさといった感情の症状（加藤２０１１、２０１６[17]）が含まれる。これらの症状の多くは心理・社会的要因から出現の経緯を理解できるとされる（Hepple 2004[18]）。本人の性格傾向と生活動作の困難による心理的負荷、そしてライフイベントを含む状況因、家族・介護者などの周囲の反応が相互に作用して右記症状が生じていると考えられる。これらの症状はずっと頻度は低いが認知症でない人にも、また軽度認知障害（ＭＣＩ）の人にも起こる（Geda 2008[19]）。認知症の人に頻度が高いのは、生活上の困難がもたらす心理的ストレスや、認知症疾患に罹患したという苦悩や葛藤が関係しているからであろう。

長年にわたって認知症の医療やケア・サービスに携わってきた経験豊富な看護師や介護指導者が、現場で耳にした認知症の人の訴えを集めて分析した研究がある。それによると「自分は自立できず、価値がない」といった無価値感や、「周りの人は訳もなく私を見下している」といった劣等感、「気持ちがうまく伝わらない」といった孤独感などが共通して認められた。また「自分の意思に反して治療を受けている」といった非自発的な治療参加や「やりたいことをさせてくれない」といった意思決定機会の喪失に伴う苦悩も認められた（Hirakawa 2014）[20]。こうした苦悩が自覚症状や認知症の行動心理症状（ＢＰＳＤ）を起こしやすくしていると考えられる。

それらの苦悩は緩和医療の調査・研究から報告されるがん患者の苦悩（苦痛、pain）に部分的に通じるところがある。がん患者の苦悩とは「自己の存在の消滅や、自己の意味の消滅によって引き起こされる痛み」と理解され、その中には「将来の喪失に伴う苦悩」や「他者の喪失に伴う苦悩」、「自律性の喪失に伴う苦悩」が含まれる（Murata 2003）[21]。前述の認知症の人の無価値感や劣等感は、認知症の進行・悪化への不安と相まって「将来の喪失に伴う苦悩」につながるのではないか。また自分の気持ちを理解してもらえないという孤独感は、がん患者の「他者の喪失に伴う苦悩」に重なると思われる。また非自発的な治療参加や意思決定機会の喪失は、まさに「自律性の喪失に伴う苦悩」といえるであろう。認知症の人との対話は、こうした苦悩をふまえて行わなければならないと考える。

（16）　行動心理症状（ＢＰＳＤ）：いわゆる行動心理症状には多種多彩な症状が含まれる。古典的な精神医学の症候学から見ると、知覚の障害（幻覚、幻視、幻聴など）、思考内容の障害（妄想、念慮、猜疑、誤認など）、意欲の障害

（自発性低下、アパシー、無関心、無為など）衝動制御の障害（不適切な行動、食欲・摂食障害など）、睡眠覚醒リズムの障害（昼間の傾眠、入眠障害、熟眠障害、中途覚醒、早朝覚醒など）、感情の障害（抑うつ、不安、易刺激性、焦燥など）、行動の障害（不穏、拒絶、攻撃性、暴言、暴力、徘徊、多動、拒否など）が含まれる。

（17）加藤伸司．第5章 心理学からの対応（認知症ケア基本テキストＢＰＳＤの理解と対応　日本認知症ケア学会編）．ワールドプランニング．pp.51-76, 2011.
加藤伸司．認知症になるとなぜ「不可解な行動」をとるのか：深層心理を読み解きケアの方法をさぐる（増補新版）．河出書房新社．東京．２０１６．
（18）Hepple, J. Psychotherapies with older people: An overview. Advances in Psychiatric Treatment, 10: 371-377, 2004
（19）Geda YE et al. Prevalence of neuropsychiatric symptoms in mild cognitive impairment and normal cognitive aging: population-based study. Arch Gen Psychiatry. 2008 Oct; 65(10): 1193-8. doi: 10.1001/archpsyc. 65. 10. 1193.
（20）Hirakawa Y. Emotional and Spiritual Pain and Suffering of Older People with End-of-Life Dementia from the Perspective of Nurses and Care Workers: A Qualitative Study. J Nurs Care 2014, 3: 6 DOI: 10.4172/2167-1168.1000212
（21）Murata H. Spiritual pain and its care in patients with terminal cancer: construction of a conceptual framework by philosophical approach. Palliat Support Care 2003; 1: 15-21.

補遺2　支持的精神療法

支持的精神療法の基本的な考え方は、治療に関する疑問・懸念を減らし、残存能力に焦点をあてて患者を力づけることで、患者・家族に安心感を与えるというものである（ブロッホ１９７９）[22]。認知症に対する支持的精神療法の有効性に関するエビデンスは十分ではないが（Sukhawathanakul 2021）[23]、多くの精神科医は支持的精神療法を行っているものと思われる。ほかの精神療法、つまり精神力動的精神療法や精神分析的精神療法、あるいは認知行動療法の要素を取り入れるなど自由な形式で行うことができることもその理由であり、また短時間で行うことができるという柔軟な治療だからでもある（その分、効果も限定的であるが）。回復が現実的な目標ではない慢性の障害に用いることもでき（ブロッホ２００６）[24]、また喪失によって脅かされがちな自尊心への介入にも有効性が期待できるという（Cohen 1988）[25]。確かに洞察力が保たれる認知症の初期段階でより有効性が高いと考えられる（Burns 2005）[26]。また、認知機能障害が高度であっても非言語的コミュニケーション能力は保たれていることが多く、支持的姿勢で向き合うことで本人の感情状態を好ましい方向に変化させ得ることを臨床で経験する（繁田２０２０）[27]。

計画に基づいてある特定の目的を達成するように意図された治療法を精神療法と呼ぶべきなら、

本書に示した対話は支持的精神療法と呼ぶには不十分であろう。しかし多くの現場で実際に行われているように、認知症の人やその家族への支持的な関わりを通して医療やサービスを提供するだけで、認知症の人や家族の日々の暮らしを改善していることは、多くの医療・福祉の専門職が経験していることではないだろうか。

（22）Bloch, S.（1979）Supportive psychotherapy. In An Introduction to the Psychotherapies（ed. Bloch, S.）pp.294–319. Oxford University Press.

（23）Sukhawathanakul P. Psychotherapeutic Interventions for Dementia: a Systematic Review. Can Geriatr J. 2021 Sep; 24(3): 222–236.

（24）Bloch, S. Supportive psychotherapies. An introduction to the psychotherapies. Oxford University Press, 2006.

（25）Cohen G. One psychiatrist's view. In: Jarvik LF, Winograd CH, eds. Treatments for the Alzheimer patient: the longhaul. NewYork: Springer, 1988: 96–104.

（26）Burns A, Guthrie E, Marino-Francis F, et al. Brief psychotherapy in Alzheimer's disease: randomised controlled trial. Br J Psychiatry. 2005; 187(2): 143–47.

（27）繁田雅弘．認知症の精神療法　アルツハイマー型認知症の人との対話．ＨＯＵＳＥ出版．２０２０．

おわりに

認知症の人の家族の暮らしは、認知症の本人同様、多くのつまずきや煩わしさを伴い、決して快適なものではないはずである。家族は介護の失敗を繰り返すたびに介護の難しさを思い知らされ苦悩しているであろう。生活の困難や苦痛を少しでも減らしたいと、専門職であるわれわれは医療やケアの試行錯誤をしているが、家族の苦悩を軽減することは容易ではないことを日々実感する。

精神療法を行ったからといって精神的な苦悩が軽減されるとは限らなかった。精神療法によってかえって苦悩を深くする家族もいた。しかし家族だからこそ抱えなければならなかった悩みを、よりその人らしく悩むようになったなら、それはよりその人らしく人生を生きたことになるのではないか。自分の人生観や価値観を再認識し、生きる意味の理解を深めたことになるのではないか。こうした受け止め方は、治療者である私の自己満足であろうか、それとも負け惜しみであろうか。

私にとっての精神療法すなわち治療的対話は、治療者が一方向的に気付きを与えるものではなかった。認知症の人や家族が何かに気付いたときは、私も何かに気付いていた。認知症の人や家族が、自分に対する理解を深めたときには、私も自分に対する理解を深めていた。そのたびに私は自分が成長したように感じられた。そして私が多くの気付きを得るほど、また自分への理解を深めるほど、認知症の人と家族は精神的に好ましい状態に近づいたように思われた。

治療者が自ら成長することのできる対話こそが、認知症の人と家族に困難を越える力を与えるのではないか。

特別な感謝を

筆者が出会ったすべての認知症の人と家族の人
東京慈恵会医科大学精神医学講座および附属病院精神神経科の諸氏
黒瀬有里乃氏ほか東京慈恵会医科大学附属病院研修医の諸氏
メモリーケアクリニック湘南（神奈川県、院長：内門大丈）の諸氏
ＳＨＩＧＥＴＡハウスプロジェクトの関係者諸氏
のぞみメモリークリニック（東京都、院長：木之下徹）の諸氏
日本老年精神医学会、日本認知症ケア学会、日本認知症学会、日本精神神経学会、日本老年看護学会、日本老年社会科学会の関係者諸氏
出浦康進氏（チャイアンドサンズ 代表）
山下和典氏（ＮＰＯ法人 Life is Beautiful 理事長）
妻　久美子と娘　奈央子と佳世子

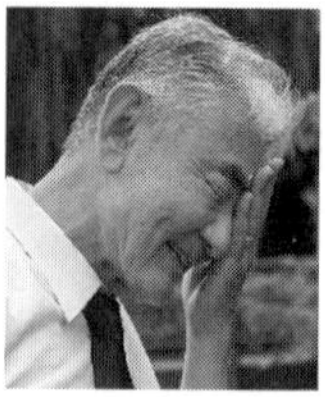

撮影　内藤忠行

著者

繁田雅弘（しげた・まさひろ）

精神科医。神奈川県平塚市出身。専門は臨床精神医学、老年精神医学。東京慈恵会医科大学医学部卒業後、東京慈恵会医科大学精神医学講座入局。1992年スウェーデン・カロリンスカ研究所老年病学教室研究員。帰国後、東京慈恵会医科大学精神医学講座講師、東京都立保健科学大学 教授、首都大学東京健康福祉学部 学部長、首都大学東京副学長を経て、2017年より東京慈恵会医科大学精神医学講座担当教授、同大学附属病院精神神経科診療部長。日本認知症ケア学会理事長。日本老年精神医学会理事。神奈川県平塚市の実家にて認知症の啓発活動などを地域住民とともに行う SHIGETA ハウスプロジェクトを主催する一般社団法人栄樹庵代表理事。学会活動のみならず東京都認知症対策推進会議など都の認知症関連事業や東京都港区の精神保健関連事業、専門医やかかりつけ医の認知症診療の講習や研修に長く関わり、市民向けの講演活動も精力的に行っている。

認知症の人の家族との対話
認知症の精神療法3

2024年3月13日　第1版第1刷

著　者　繁田雅弘
発行者　内門大丈
発行所　HOUSE出版株式会社
〒254-0046 神奈川県平塚市立野町28-27
電話 0463-71-6141
印刷・製本所　藤原印刷株式会社

ISBN : 978-4-9911543-3-1

編集 早川景子
校正 西山星江　吉村典子
DTP 藤原印刷株式会社
装幀・本文デザイン 峯岸孝之